Julia und Roman Zimmermann

MedAT Vorbereitung Übungsbuch

Über 500 Aufgaben mit Lösungen zum Üben

Humanmedizin und Zahnmedizin: Prüfungstraining für den BMS mit den wichtigsten BMS-Fragen

plakos

Herausgeber:
Plakos GmbH
Vertretungsberechtigter Geschäftsführer: Waldemar Erdmann
Sitz: Willy-Brandt-Allee 31 B, D-23554 Lübeck
Redaktion: Sonja Waldschuk

Website und Kontakt:
www.plakos-akademie.de
E-Mail: support@plakos.de

Facebook: plakosDE
YouTube: Plakos Akademie
Instagram: plakos_akademie
TikTok: plakos_akademie

Bildnachweis Cover:
© opolja, # 364263765, stock.adobe.com

ISBN: **978-3-948144-63-0**

MedAT erfolgreich bestehen?

Die Plakos GmbH hat bereits tausende Bewerber mit Büchern, Online-Kursen und Apps auf Einstellungstests und Assessment Center vorbereitet. Die angesehenen Online-Tests von Plakos wurden millionenfach absolviert. Dieses Buch dient zur umfassenden Vorbereitung auf den MedAT, die Aufnahmeprüfung für das Medizinstudium in Österreich an den medizinischen Universitäten.

plakos

Dein Feedback ist uns wichtig!

Sollten dir Fehler in diesem Buch auffallen oder solltest du unzufrieden mit den Inhalten oder einem unserer Produkte sein, so schreibe uns gerne eine E-Mail an support@plakos.de. Wir antworten schnellstmöglich! Antworten auf häufig gestellte Fragen findest du auch auf der Webseite plakos-akademie.de/kundenservice/.

Hinweis: Aus Gründen der Lesefreundlichkeit wird weitgehend auf Gendering verzichtet. Die gewählte Personenform gilt wertfrei für beide Geschlechter.

1. Auflage
Julia Zimmermann
Roman Zimmermann

Inhaltsverzeichnis

Über die Autoren

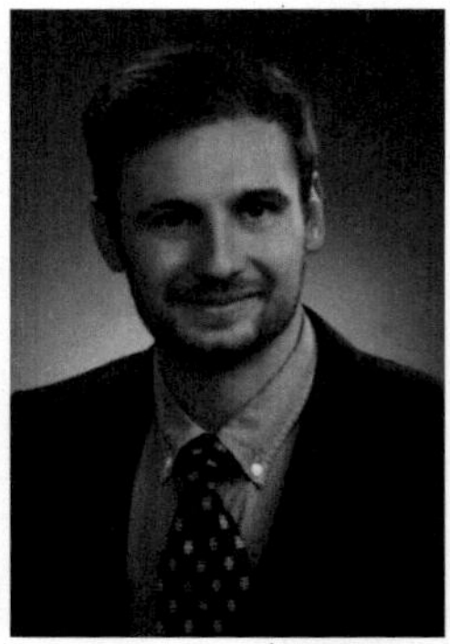

Die Geschwister Julia und Roman Zimmermann haben beide erfolgreich den MedAT absolviert und an der Medizinischen Universität Innsbruck Medizin studiert. Roman Zimmermann hat nach seinem Abitur ein Psychologiestudium begonnen und interessiert sich seitdem für die Erstellung von Intelligenztests. Heute ist er Assistenzarzt für Innere Medizin im Spital Wattwil, Sankt Gallen in der Schweiz.

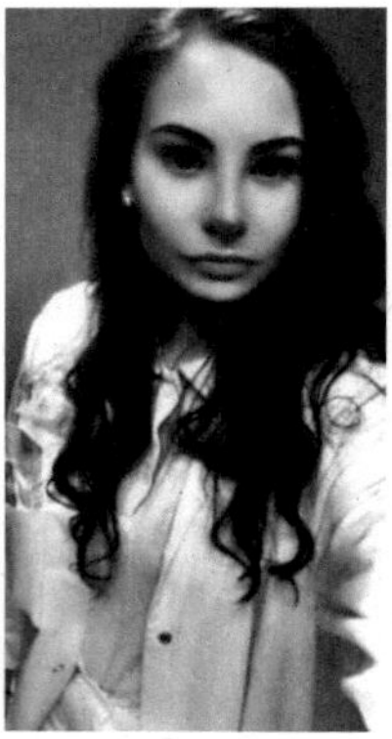

Seine jüngere Schwester Julia beendet aktuell ihr letztes Studienjahr und strebt ebenfalls eine Assistenzarztstelle im Kanton Sankt Gallen an. Durch ihre Arbeit in der Austrian Medical Students Association (AMSA), einer Studentengemeinschaft von Medizinstudenten, hat sie viel Kontakt zu anderen Medizinstudenten weltweit und hat sich viel mit dem Thema der unterschiedlichen Aufnahmeverfahren fürs Medizinstudium auseinandergesetzt und ausgetauscht.

Vorwort

Nachdem du dieses Buch gekauft hast, möchtest du aller Wahrscheinlichkeit nach Medizin studieren. Du hast vermutlich gerade deine Matura oder dein Abitur abgeschlossen, hast bereits etwas anderes studiert oder einen Beruf erlernt.

Nun spielst du mit dem Gedanken, Ärztin oder Arzt zu werden. Womöglich möchtest du eine Tätigkeit ausüben, bei der du Menschen helfen kannst? Oder du möchtest endlich einmal das große Geld verdienen und Ferrari fahren? Vielleicht siehst du auch nur umwerfend in einem weißen Kittel aus und denkst daher, dass dies genau passend für dich wäre? Es kann sein, dass du in der Familie oder im Freundeskreis Personen kennst, die Ärzte sind. Oder du bist im Rahmen deiner schulischen oder beruflichen Ausbildung in Kontakt mit dieser Berufsgruppe gekommen. Auch in Medien ist die Ärzteschaft stark vertreten. Scheinbar gibt es unzählige Arztserien wie Doctor House, Grey‘s Anatomy oder Scrubs, die eine Illusion dieses Berufs schaffen, die meist nicht ganz korrekt ist. Doch egal, wie dein Bild einer Ärztin oder eines Arztes und ihres oder seines Alltags aussieht, wird es in den wenigsten Fällen der Realität entsprechen.

Erinnern wir uns an unsere Zeit vor dem Medizinstudium zurück, so war auch unsere Sicht auf diesen Beruf eine deutlich andere. Natürlich ist auch unsere Ansicht nur subjektiv, jedoch möchten wir unser Wissen mit dir teilen, um ein paar Dinge klarzustellen, die dir vielleicht helfen, dein Bild in die richtige Position zu rücken.

Für die meisten Menschen ist es wichtig, eine Tätigkeit auszuüben, die ihnen gefällt. Dies ist wohl für Ärzte besonders wichtig, da die meisten von uns deutlich mehr arbeiten als der Durchschnitt der Bevölkerung. Hier gleich zur ersten wichtigen Frage: Stimmt es, dass Ärzte so viel arbeiten müssen? Die Antwort: Ja, aber nur bedingt. Überstunden und 60 Stunden Wochen sind sicher keine Seltenheit. Hierbei ist zu beachten, dass es aber massive Schwankungen innerhalb der einzelnen Disziplinen sowie der Stellungen gibt. Zudem hat die persönliche Bereitschaft, Überstunden zu machen, ebenfalls einen Einfluss.

Ein kurzes Beispiel aus meinem Leben, ohne bestimmte Fachrichtungen vergleichen zu wollen. Sicher ist das nicht repräsentativ, jedoch zeigt es klar, wie divers das Feld ist: Ich habe im selben Krankenhaus sowohl auf der Pulmologie als auch auf der Inneren Medizin in einer Notaufnahme gearbeitet. In der Inneren Medizin habe ich es an guten Tagen mit vielleicht einer Stunde Verspätung nach Hause geschafft, heißt im Klartext: Überstunden waren die Regel. Im Gegensatz dazu kann ich mich an kaum einen Tag auf der Pulmologie erinnern, an dem ich nicht rechtzeitig Feierabend hatte.

In einer durch die Kassenärztliche Vereinigung herausgegeben Umfrage lag die mittlere Wochenarbeitszeit im Krankenhaus bei 49 bis 59 Stunden, wohingegen niedergelassene Ärzte 50 bis 52 Stunden arbeiteten. Damit sind fünf bis zehn Überstunden in der Woche eine gängige Praxis. Ich persönlich sehe Überstunden nicht allzu negativ. Denn jede Überstunde wird entweder durch Kompensationszeiten als verlängerte Urlaubszeit ausgeglichen oder ausgezahlt und erhöht nochmals dein Gehalt – wobei hier wie immer Vater Staat, je nach Wohnort, kräftig mitverdient.

Den Arbeitszeiten entgegen steht das Einkommen und die Frage, was verdient man denn als Arzt? Die Antwort: Es gibt wohl keinen Studiengang, den du wählen kannst, um in einem Angestelltenverhältnis besser zu verdienen. Neben der Tatsache, dass du als Berufseinsteiger meist 20 bis 30 Prozent mehr Geld verdienst als BWLer, Ingenieure, Juristen und so weiter, gibt es noch weitere Vorteile. Während die meisten Jobs in den ersten paar Jahren einen beruflichen Aufstieg ermöglichen, bis für die allermeisten das Gehalt stagniert und kaum noch anwächst, heißt es in der Medizin: Erfahrung ist alles! Die Einkommensentwicklung ist meist festgeschrieben, was bedeutet, dass man, um ein paar Euro mehr zu bekommen, nicht jedes Jahr zum Chef rennen muss, sondern sich über einen garantierten stetigen Gehaltsanstieg freuen kann. Zudem machst du während dieser Zeit auch deinen Facharzt, der nochmals nach Abschluss eine höhere Gehaltsklasse einleitet und dir Oberarzt- bis hin zu Chefarztstellen ermöglicht. An dieser Stelle möchtest du sicher einen konkreten Betrag lesen. Dies ist schwer zu verallgemeinern, doch mit zirka 4.500 Euro Brutto-Grundgehalt kannst du als Berufseinsteiger rechnen. Ein

Facharzt liegt nach sechs Jahren Weiterbildung bei zirka 7.500 Euro. Chefärzte stehen an der Spitze der Nahrungskette und verdienen zirka 24.000 Euro im Monat.

Hier ein Geheimnis, das wohl den meisten bekannt sein dürfte: Als Angestellter wird man wohl nie reich. 74 Prozent aller Selfmade-Millionäre sind Unternehmer, 10 Prozent Freiberufler. Daher ist es kaum verwunderlich, dass auch in der Medizin niedergelassene Ärzte, die somit ihr eigenes Unternehmen, also ihre Praxis führen, deutlich besser verdienen können. Hier gibt es starke Schwankungen. So haben beispielsweise Radiologen einen durchschnittlichen Reinertrag (das entspricht dem Bruttogehalt) von zirka 25.000 Euro pro Monat, während sich Fachrichtungen wie Kinderärzte mit 11.000 Euro zufriedengeben müssen. Generell gilt, dass man im Durchschnitt als niedergelassener Arzt unabhängig von der Fachrichtung über 10.000 Euro brutto verdient, jedoch dem auch ein gewisses wirtschaftliches Risiko entgegensteht, das jedes Gewerbe mit sich trägt.

Zuletzt kannst du auch als Freiberufler, also als Arzt, der seine Dienste einer Klinik beispielsweise bei krankheitsbedingtem Personalmangel anbietet, arbeiten. Bereits als Assistenzarzt kannst du hier mit Stundensätzen von 60 bis 100 Euro rechnen und dir einen lukrativen Nebenverdienst schaffen.

Geld ist nicht alles im Leben, daher stellt sich eine Frage, die wohl entscheidend für die Berufswahl ist: Werde ich als Arzt glücklich sein? Wir wissen, das klingt fast schnulzig und widerspricht dem wissenschaftlich-evidenzbasierten Verstand, der nichts glaubt, was keiner randomisierten Doppelblindstudie entstammt. Die Wahrheit ist jedoch, dass die Medizin einen solchen Einfluss auf dein Leben haben kann wie kein anderer Beruf. Zum einen wirst du den größten Teil deiner Zeit mit ärztlicher Tätigkeit verbringen, zum anderen wirst du dich vermutlich auch in der Freizeit mit medizinischen Themen beschäftigen und fortbilden. Aus Erfahrung können wir sagen, dass selbst beim Kaffeetrinken in der Stadt oder beim gemütlichen Chillen mit Freunden (die meistens auch deine Studien- oder Arbeitskollegen sein werden) sich weiterhin alles um das Thema Medizin oder den Krankenhausalltag drehen wird.

Weiter wirst du auch deine Mitmenschen mit anderen Augen sehen: Nicht mehr nur als Familie und Freunde, sondern als Patienten mit Erkrankungen, altersbedingten degenerativen Prozessen und psychiatrischen Diagnosen. Am stärksten werden diese Erkenntnisse aber eine bestimmte Person betreffen – dich selbst.

Unsere Antwort: Wir persönlich finden, es gibt nichts Interessanteres als zu verstehen, wie der Mensch beziehungsweise man selbst funktioniert. (Nach deiner ersten Physiologie-Vorlesung wirst du vielleicht kurzfristig von dieser Meinung abweichen.) Wir bereuen es nicht, Medizin studiert zu haben und können es nur weiterempfehlen. Sicher gibt es Ärzte, die eine andere Meinung vertreten und dir sagen: „Werde bloß nicht Arzt. Nur Stress, Überstunden und so weiter." Dazu ein Fakt aus der Psychologie: Fragt man Menschen, ob man ihren Beruf ergreifen soll, kommt meistens genau eine solche Antwort. Fragt man sie aber, ob dies die richtige berufliche Entscheidung für sie war, lautet die Antwort so gut wie immer – ja.

Vorbereitung auf den MedAT

Das Studium

Studienaufbau

Du hast dich sicher schon mehr oder weniger genau mit dem Ablauf eines Medizinstudiums befasst. Hier kurz die grobe Unterteilung des Studiums:

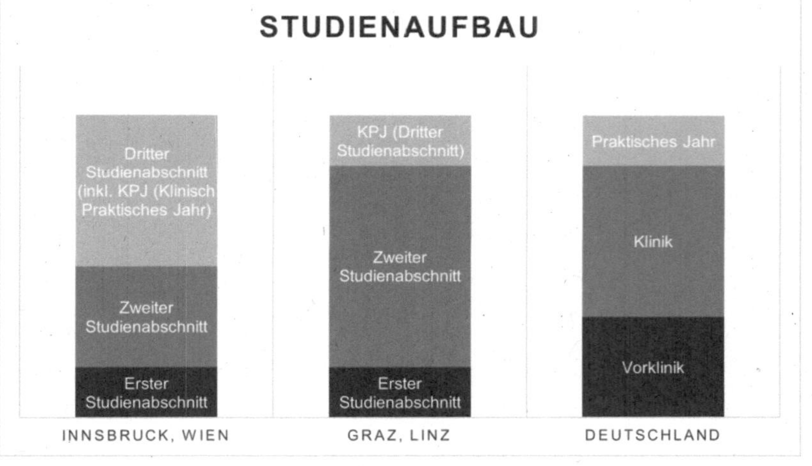

Egal, ob du in Deutschland oder Österreich studierst, gestaltet sich der Aufbau des Studiums sehr ähnlich, obwohl dies auf den ersten Blick nicht so scheinen mag. Das Studium teilt sich grob in drei Teile, wobei der erste die sogenannte Vorklinik ist. In Österreich entspricht das dem ersten Studienabschnitt sowie Teilen des zweiten Studienabschnitts, der auch als Zwischenklinik bezeichnet wird. Diese ersten zwei Jahre bilden die Grundlage eines jeden Medizinstudiums und beinhalten wissenschaftliche Fächer wie Physik, Chemie, Biologie sowie Anatomie und Histologie. Neben den Vorlesungen finden hier auch stets Praktika zu den jeweiligen Fächern statt, die diese lebhaft gestalten und dem Verständnis dienen.

Darauf aufbauend besteht der zweite Teil des Studiums aus klinischen Fächern der jeweiligen medizinischen Fachrichtungen. Den Löwenanteil nehmen hier die Innere Medizin sowie die Chirurgie ein, doch auch kleinere Fachrichtungen wie Psychiatrie, Dermatologie, HNO, Augenheilkunde, Gynäkologie, Anästhesie und so weiter stehen auf dem Studienplan. Hier finden zu den Vorlesungen ebenfalls Praktika zur Einsicht in das jeweilige Fach statt.

Dieser immer näher an die Klinik führenden Entwicklung schließt sich der dritte Teil des Studiums an. Im Klinisch-Praktischen Jahr beziehungsweise Praktischen Jahr haben die Studierenden nun die Möglichkeit, ihr erworbenes Wissen im medizinischen Alltag einzusetzen und in die Rolle des Arztes hineinzuwachsen. Grob teilt sich dieses Jahr in drei Fächer: Zum einen muss jeder Studierende rund ein Drittel dieser Zeit sowohl in einem chirurgischen als auch einem Fach der inneren Medizin absolvieren, zum anderen kann das letzte Drittel je nach Universität in ein oder mehrere frei wählbare Fächer gegliedert werden. Dies bietet die Möglichkeit, Fächer, die als potenzielle Tätigkeitsfelder angesehen werden, näher kennenzulernen. Weiter muss im letzten Jahr je nach Universität rund ein Monat in einer Hausarztpraxis gearbeitet werden, um einen Einblick in die Tätigkeit der niedergelassenen Ärzte zu erhalten.

Prüfungen

Worin sich die Studienorte wahrlich unterscheiden ist der Aufbau von Prüfungen. Während es in Deutschland zwei große Prüfungen nach Vorklinik und Klinik zu bestehen gilt, gibt es in Österreich je nach Universität unterschiedliche Modelle.

In Innsbruck findet halbjährlich eine sogenannte „Kumulative Modulprüfung (KMP)“ statt. In Wien heißt diese Prüfung „Summative Integrierte Prüfung (SIP)“ und findet halb- beziehungsweise ganzjährig statt. Sie beinhalten somit die Themen eines beziehungsweise zweier Semester.

Im Gegensatz dazu setzen Graz und Linz auf Modulprüfungen, die je nach Dauer einige Monate Unterricht beinhalten und einem konkreten Themenbereich gewidmet sind.

Ohne weiter darauf eingehen zu wollen gilt folgende Faustregel: Wer die ersten beiden Jahre übersteht, ist aus dem Gröbsten raus und kann davon ausgehen, das Studium erfolgreich zu beenden.

Chancen auf einen Studienplatz

Du stellst dir sicher die Frage, welche statistischen Chancen du auf einen Studienplatz hast. Zunächst musst du wissen, dass die Chancen-Verteilung stark von der jeweiligen Quote, der du zugeteilt bist, abhängig ist. Hier sind drei Quoten zu unterscheiden:

- **AU-Quote:** Die sogenannte „Österreich-Quote" – hierzu zählen Personen die ihr Reifezeugnis in Österreich, Südtirol, Luxemburg oder Lichtenstein erworben haben. Dabei ist nicht entscheidend, welche Staatsbürgerschaft vorliegt.
- **EU-Quote:** Die „EUler" – das sind diejenigen Teilnehmer, die ihr Reifezeugnis in der Europäischen Union erworben haben.
- **N.-EU-Quote:** Hierunter fallen alle Personen, die über keine Staatsbürgerschaft eines Mitgliedstaats der Europäischen Union verfügen.

Die Platzverteilung

AU-Quote: Österreicher erhalten 75 Prozent aller Plätze. Die Teilnehmer, die aufgrund ihrer Reihung in der AU-Quote keinen Studienplatz erhalten, werden weiter mit den anderen Teilnehmern der EU-Quote und N.-EU-Quote gereiht und können hier, soweit sie besser sind, immer noch einen der übrigen 25 Prozent der Studienplätze erhalten.

EU-Quote: Europäer (die keine Österreicher sind) konkurrieren mit den Teilnehmern aus der N.-EU-Quote und den Österreichern, die nicht innerhalb der AU-Quote einen Studienplatz erhalten haben, um 25 Prozent der Studienplätze.

N.-EU-Quote: Für Teilnehmer der nicht-EU-Quote gilt zudem, dass sie sowohl besser als die Personen der AU-Quote als auch der EU-Quote sein müssen, um einen Studienplatz zu erhalten, die in ihren jeweiligen Quoten nach Reihung noch keinen Studienplatz erhalten haben.

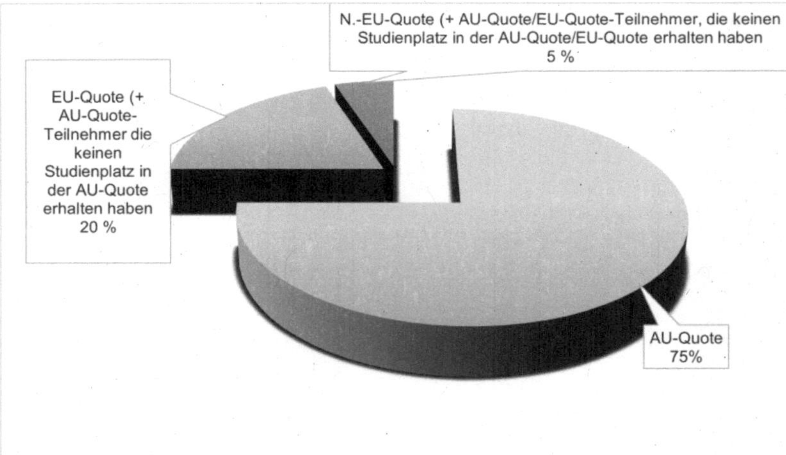

Teilnehmerzahlen

Neben der Quote, in der du schreibst, ist auch entscheidend, wie viele Teilnehmer zum Testtag erscheinen und welcher Quote diese angehören. An allen Standorten hast du aufgrund der Regelung die besten Chancen als Teilnehmer in der AU-Quote gefolgt von der-EU Quote. Hier ein Überblick über die Teilnehmerzahlen der vergangenen Jahre:

	Wien	**Innsbruck**	**Graz**	**Linz**
Studien-plätze	740	400	360	180
2016	6.093	2.825	2.646	596
2017	6.508	2.811	2.712	729
2018	5.945	2.897	2.441	1.269
2019	6.490	2.927	2.487	1.056

Basierend auf der Verteilung der Teilnehmer nach Quote des Jahres 2016 (aktuellere Zahlen liegen nicht vor) ergeben sich folgende statistische Chancen auf einen Studienplatz, sollten sich die Teilnehmerzahlen sowie die Verteilung im Jahr 2021 äquivalent verhalten:

Standort	AU-Quote	EU-Quote	N. EU-Quote
Wien	14,0%	9,7%	n. a.
Innsbruck	25,4%	5,9%	n. a.
Graz	17,6%	10,0%	n. a.
Linz	26,6%	6,3%	n. a.

Hierbei wird vorausgesetzt, dass die Teilnehmerzahlen stabil bleiben sowie die einzelnen Quoten sich ihrem Anteil der am Testtag nicht erscheinenden Personen gleichen. Es ist jedoch eher davon auszugehen, dass Teilnehmer aus der EU-Quote nicht erscheinen als Personen aus der AU-Quote. Somit sollten die hier stehenden Prozentwerte für die EU-Quote tendenziell etwas höher liegen und für die AU-Quote minimal tiefer.

Aufbau des MedAT

Der MedAT stellt seit dem Jahr 2013 die Aufnahmeprüfung für das Medizinstudium in Österreich an den medizinischen Universitäten Innsbruck, Graz, Linz oder Wien dar. Es gibt einen eigenen Test für das Humanmedizinstudium (MedAT-H) und für das Zahnmedizinstudium (MedAT-Z). Der MedAT-Z unterscheidet sich dabei vom MedAT-H dadurch, dass hier anstatt des Untertests Textverständnis die Fähigkeiten Drahtbiegen und Formen spiegeln geprüft werden. Der MedAT-H gliedert sich in vier Teile, welche mit unterschiedlicher Wertung in das Ergebnis einfließen:

- Basiskenntnistest für medizinische Studien (BMS) 40 %
- Textverständnis (TV) 10 %
- kognitive Fähigkeiten und Fertigkeiten (KFF) 40 %
- sozial-emotionale Kompetenzen (SEK) 10 %

Untertest	Aufgaben-zahl	Zeit (Min.)	Testteil	Gewich-tung
Biologie	40	30	BMS	40 %
Chemie	24	18	BMS	
Physik	18	16	BMS	
Mathematik	12	11	BMS	
Textverständnis	12	35	TV	10 %
Mittagspause 1h				
Figuren zusam-mensetzen	15	20	KF	40 %
Merkfähigkeit (Einprägphase)	8 Ausweise	8	KF	
Zahlenfolgen	10	15	KF	
Wortflüssigkeit	15	20	KF	
Merkfähigkeit (Abrufphase)	25	15	KF	
Implikationen erkennen	10	10	KF	
Emotionen erkennen	10	15	SEK	10 %
Soziales Ent-scheiden	10	15	SEK	

Der Basiskenntnistest für medizinische Studien (BMS)

Aufbau des BMS

- Der BMS-Test besteht aus 94 Multiple-Choice-Fragen aus den Fächern Biologie, Chemie, Physik und Mathematik.
- Der Kenntnistand beschränkt sich laut den medizinischen Universitäten auf Sekundarschulniveau (Matura, Abitur), geht aus unseren Erfahrungen aber besonders in Biologie darüber hinaus.
- Für die Fragen hast du eine Bearbeitungszeit von 75 Minuten.
- Es gibt bei jeder Frage fünf Antwortmöglichkeiten mit einer richtigen Lösung.

Der BMS-Teil ist der Teil, den du am besten vorbereiten kannst. Wie gut du abschneidest, steht und fällt also damit, wie gut und wie effektiv du den Stoff der einzelnen Fächer gelernt hast.

Zusammensetzung des BMS

Fachgebiet	**Anzahl der Fragen**	**Zeit in Minuten**
Biologie	40	30
Chemie	24	18
Physik	18	16
Mathematik	12	11
Gesamt	94	75

Die **Biologie** ist mit Abstand das wichtigste Fach im BMS. Hier kannst du dir am meisten Punkte holen. Deshalb solltest du dich mit Biologie auch am meisten beschäftigen und am meisten Lernzeit einplanen. Aus den Tests der letzten Jahre wissen wir, dass gerade in Biologie weit über Matura beziehungsweise Abiturniveau hinaus gefragt wird. Aber keine Panik. Wenn du aus den richtigen Büchern und Skripten lernst, werden auch diese Fragen für dich kein Hindernis darstellen – und vergiss nicht: Du musst nur besser sein als die anderen, denn auch die stehen vor denselben Schwierigkeiten wie du.

Für **Chemie und Physik** ist der Lernaufwand etwa gleich groß. Hier solltest du mit deinen Matura- oder Abiturkenntnissen den Großteil der Fragen gut beantworten können, vorausgesetzt du hast in diesen Fächern maturiert oder Abitur geschrieben. Sollte dies nicht der Fall sein, heißt es auch hier keine Panik. Wenn du früh genug anfängst zu lernen, kannst du alles locker aufholen.

Die **Mathematik** ist vom Niveau her am einfachsten gehalten. Hier solltest du nach Abschluss einer Sekundarschule keine Probleme mit den Fragen haben, denn hier übersteigen die Fragen das Matura- oder Abiturniveau nicht. Trotzdem heißt es ÜBEN, ÜBEN, ÜBEN, denn zwölf Punkte sind zwölf Punkte.

Merke dir also für den Lernaufwand folgendes: Biologie > Chemie > Physik > Mathematik. Dies gilt auch für die Schwierigkeit der Fragen.

Stichwortlisten

Im Virtuellen Medizinischen Campus (VMC) findest du die Stichwortlisten zu den einzelnen Themengebieten der jeweiligen BMS-Fächer. Im MedAT werden NUR diese Themen abgeprüft, also bereite diese gut vor und lerne keinen unnötigen zusätzlichen Stoff.

Im VMC findest du außerdem alle allgemeinen Informationen zum Test sowie eine Testsimulation. Über den VMC meldest du dich auch für den MedAT an (denke an die Fristen!). Lege dir deshalb auf der Webseite vmc.medunigraz.at/add-on/login/index.php am besten gleich einen Account an, das dauert zwei Minuten und ist völlig kostenlos. Der VMC ist zwar ein Service der Medizinischen Universität Graz, gilt aber für alle Studienorte, da der MedAT überall identisch ist.

Nachfolgend haben wir für dich noch einmal die Stichwortlisten, die du auch im VMC findest. Bitte checke sie trotzdem regelmäßig online ab, da es schon vorkam, dass kurzfristig Änderungen vorgenommen wurden.

Biologie

<u>Die menschliche Zelle</u>

- allgemeine Charakteristika
- Zelltypen
- Zellkern
- Zytoplasma
- Zellmembranen
- Mitochondrien
- endoplasmatisches Retikulum, Ribosomen, Golgi-Apparat
- Lysosomen
- Zentriolen
- Zytoskelett
- Zellkontakte
- Kinozilien, Geißeln, Mikrovilli
- Stofftransport

<u>Der menschliche Körper – Grundlagen der mikro- und makroskopischen Anatomie und Physiologie</u>

- Gewebe
- Organsysteme
- Verdauungssystem
- Herz-Kreislauf-System; Blut, Lymphe
- Atmungssystem
- Nervensystem
- Sinnesorgane und Haut
- endokrines System
- Immunsystem
- Harnsystem
- Fortpflanzungssystem:
  - männliche Geschlechtsorgane, Spermien
  - weibliche Geschlechtsorgane, weiblicher Zyklus, Eizelle

<u>Grundlagen der Frühentwicklung des Menschen</u>

- Befruchtung bis Einnistung
- Keimblätter
- Grundzüge der Embryonal- und Fetalentwicklung
- Plazenta

Genetik, Evolution und Ökologie

- Mendelsche Regeln
- Zellteilung
  - Mitose
  - Meiose
- Chromosomentheorie der Vererbung
  - Grundlagen
  - Gen-Kopplung
  - Crossing-over
- nicht chromosomale Vererbung
  - Mitochondrien
- Aufbau des Genoms bei Eukaryonten
- Mutationen
  - Gen-Mutationen
  - Chromosomen-Mutationen
  - Genom-Mutationen
  - Auslöser von Mutationen

Molekulare Genetik

- DNA
  - Aufbau
  - Replikation
  - Reparatur
- vom Gen zum Merkmal
  - genetischer Code
  - Aufbau eukaryontischer Gene
  - Informationsfluss Gen -> Protein
  - RNA und Splicing
  - Proteinsynthese

Evolution

- Entstehung des Lebens
  - chemische Evolution (+ Versuch von Mille)
  - Biogenese und Protobionten
  - Endosymbiontentheorie
- Grundeigenschaften der Lebewesen
- Evolutionstheorie
  - Darwin
  - Artbegriff

  - Artbildung
  - Evolutionsfaktoren
  - Mutation
  - Gendrift
  - genetische Rekombination
  - Entwicklung des Menschen

<u>Ökologie</u>

- Wechselbeziehungen zwischen Organismus und Umwelt
- abiotische Faktoren
- biotische Faktoren
- Lebensraum und Populationen
- ökologische Nische
- biologisches Gleichgewicht
- Ökosysteme
- Nahrungsbeziehungen
- Energiefluss

<u>Immunbiologie</u>

- Antikörper
- Gene der Antikörper
- Blutgruppen

Chemie

<u>Atombau</u>

- Elementarteilchen
- Atomkern
- Elektronenhülle

<u>Mikrokosmos</u>

- Unschärferelation
- Licht/elektromagnetische Strahlung
- Welle-Teilchen-Dualismus

<u>Gasgesetze</u>

- Gay-Lussac

- Boyle-Mariotte
- absolute Temperatur
- ideale Gase, Gasgleichung

<u>Aggregatzustände</u>

- Phasen
- Phasenübergänge

<u>Periodensystem</u>

- Ordnungsprinzip
- Gruppen
- Perioden
- Schalen
- Isotope

<u>Chemische Bindung</u>

- Ionenbindung
- Atombindung
- Metallbindung

<u>Chemische Reaktionen</u>

- chemische Symbole
- Formelschreibweise
- Stöchiometrie

<u>Gleichgewicht</u>

- Reaktionsgeschwindigkeit
- Aktivierungsenergie
- exotherm/endotherm
- Massenwirkungsgesetz
- Katalysator

<u>Elemente und deren Verbindungen</u>

- Wasserstoff
- Sauerstoff, Wasser
- Kohlenstoff, Oxide, Kohlensäure
- Stickstoff
- Halogene

<u>Säure-Base-Reaktionen</u>

- Autoprotolyse des Wassers
- pH-Wert
- Brönsted-Säuren-Basen
- Säurestärke
- Mineralsäuren
- Salze

<u>Redox-Reaktionen</u>

- Oxidation/Reduktion
- Oxidationszahlen
- galvanisches Element
- Redox-Potenzial

<u>Organische Chemie</u>

- organische Verbindungen allgemein
- Kohlenwasserstoffe
- funktionelle Gruppen

<u>Naturstoffe</u>

- Kohlenhydrate
- Proteine
- Fette
- Nukleinsäuren
- Vitamine

Physik

<u>Größen und Einheiten</u>

- Grundgrößen
- abgeleitete Größen
- Einheiten

<u>Mechanik</u>

- Grundgrößen und Grundgesetze der Mechanik
- Erhaltungssätze der Mechanik
- Translation, Rotation

- Arbeit, Energie, Impuls, Leistung
- Gravitation
- Reibung
- Dichte
- Auftrieb
- Gesetz von Bernoulli

Schwingungen und Wellen

- Pendel
- harmonische Schwingungen
- gedämpfte Schwingungen
- Elementarwellen
- harmonische Wellen
- Überlagerung von Wellen
- Polarisation

Wärmelehre

- Temperatur
- innere Energie
- Aggregatzustände der Materie
- osmotischer Druck
- Arbeit und Wärme
- Hauptsätze der Wärmelehre
- Gasgesetz
- Zustandsgleichung
- Wärmekraftmaschinen
- Anomalie des Wassers

Elektrizitätslehre

- elektrische Ladungen
- elektrisches Feld
- elektrische Spannung
- Stromstärke
- elektrische Leiter
- Ohmscher Widerstand
- Ohmsches Gesetz
- Kirchhoffsche Gesetze
- elektrische Leistung und Arbeit

- Magnetfeld
- Wechselstrom (Effektivwert, Amplitude, Frequenz)
- elektromagnetische Wellen (Frequenzspektrum, Wellenlängen)
- Ausbreitungsgeschwindigkeit der elektromagnetischen Welle

Optik

- geometrische Optik
- Wellenoptik
- Welle-Teilchen-Dualismus
- Absorption
- optische Geräte
- Optik des Auges

Atomphysik

- Atomaufbau
- Atomkern
- starke und schwache Wechselwirkung
- Elektronen-Orbitale
- Kernkräfte
- Kernspaltung
- Kernfusion
- Antiteilchen
- radioaktive Stoffe
- Radioaktivität
- Aktivität
- ionisierende Strahlung
- Absorption ionisierender Strahlung
- kosmische Strahlung

Mathematik

Zehnerpotenzen

- Präfixe
- Rechenbeispiele

Algebra

- Schlussrechnung

- Prozentrechnung
- Bruchrechnung
- Gleichungen/Ungleichungen

<u>Geometrie</u>

- Winkel
- Kreis
- Rechteck
- Dreieck
- Prisma
- Quader
- Zylinder
- Kugel

<u>Einheiten</u>

- Zeit
- Länge
- Flächen
- Volumina
- Umrechnungen

<u>Funktionen</u>

- Winkelfunktionen
- e-Funktion
- Logarithmus
- Potenzfunktion
- Differential
- Integral
- Geradenfunktion

<u>Vektorrechnung</u>

- Betrag
- Winkel
- Einheitsvektor
- Normalvektor
- Vektoraddition, -subtraktion

Lehrbücher und Skripte

Die größte Schwierigkeit beim Lernen auf den BMS ist, dass die medizinischen Universitäten keine Lehrbuchempfehlungen für den MedAT geben. Ebenfalls distanzieren sie sich von all den Vorbereitungskursen, die angeboten werden. Seit 2015 gibt es online ein Ranking mit Büchern, die für die Vorbereitung auf den BMS geeignet sind. Das Ranking entstand auf Basis einer Umfrage mit ehemaligen MedAT-Absolventen. Das Ranking findest du auch unter www.surveymonkey.de/r/9H2G8VT. Hier haben wir die besten Buchempfehlungen laut des Rankings zusammengefasst:

Biologie

Titel	Note laut Ranking
„Der Körper des Menschen“ Thieme Verlag	1,84
„Linder Biologie“ Schroedel Verlag	1,98
„Biologie, Anatomie, Physiologie“ Urban & Fischer	2,18
„Campbell Biologie“ Pearson Studium	2,2
„Kurzlehrbuch Biologie“ Thieme Verlag	2,38

Wir können dir das Buch „Der Körper des Menschen“ (Thieme Verlag) für die Anatomie sehr ans Herz legen. Es deckt den anatomischen Stoff gut ab, ist gleichzeitig angenehm zu lesen und durch viele Bilder anschaulich gestaltet. Für die anderen biologischen Themenbereiche empfehlen wir „Linder Biologie“ (Schroedel Verlag). Wenn du dir beide Bücher besorgst und daraus lernst, bist du auf der sicheren Seite.

Chemie

Titel	Note laut Ranking
„Chemie: Das Basiswissen der Chemie“ Thieme Verlag	2,0
„Chemie für Mediziner“ Urban & Fischer Verlag	2,16
„Mediscript Kurzlehrbuch Chemie“ Urban & Fischer Verlag	2,1

Unsere große Empfehlung an dieser Stelle ist „Chemie für Mediziner“ (Urban & Fischer Verlag). Dieses ist auch das empfohlene Lehrbuch für die Chemie in den ersten Semestern des Medizinstudiums. Es deckt zwar mit Sicherheit den ganzen Stoff für den Chemieteil des BMS ab, wir würden dir aber raten, dir auch hier noch ein zweites Buch anzuschaffen, welches die Grundlagen der Chemie behandelt, da „Chemie für Mediziner“ vom Niveau über Schulchemiekenntnisse hinausgeht. Hierfür eignet sich beispielsweise „Chemie: Das Basiswissen der Chemie“ (Thieme Verlag). Wir haben damals als zweite Lektüre neben „Chemie für Mediziner“ mit dem „Crashkurs Chemie“ (TOKAStudent) gelernt, welches durchaus empfehlenswert war. Viel Gutes haben wir von Studienkollegen auch über das „Übungsbuch Chemie für Dummies“ (Wiley-VCH Verlag) gehört.

Physik

Titel	Note laut Ranking
„Mediscript Kurzlehrbuch Physik“ Urban & Fischer	2,06
„Abiturtraining Physik“ STARK Verlag	2,19

„Kurzlehrbuch Physik“ Thieme Verlag	2,38
„Crashkurs MedAT: Physik und Mathematik“ TOKAStudent	2,59

Verdienterweise nimmt „Mediscript Kurzlehrbuch Physik“ (Urban & Fischer) hier den ersten Platz ein. Wir haben damals mit diesem und „Crashkurs MedAT: Physik und Mathematik“ (TOKAStudent) gelernt. Warum dieses im Ranking nur den fünften Platz einnimmt, ist für uns nicht ganz schlüssig und wir können auch dieses Buch guten Gewissens weiterempfehlen.

Mathematik

An dieser Stelle empfehlen wir nur ein einziges Buch: das eben bereits genannte „Crashkurs MedAT: Physik und Mathematik“ ist unserer Meinung das beste Buch, um sich auf den Mathe- Teil vorzubereiten.

Für den BMS-Mathematik-Teil solltest du dich fast ausschließlich mit Übungsfragen vorbereiten. Wenn du Abitur oder Matura in Mathe geschrieben hast, dann sind dir die theoretischen Grundlagen sowieso klar. Die Fragen des Mathematik-Teils sind von Jahr zu Jahr sehr ähnlich, nur die Zahlen ändern sich. Mache dich also mit den Aufgabenformaten vertraut und übe anschließend mit so vielen Fragen wie möglich.

Fragenformat

Im BMS-Teil des MedAT erwarten dich 94 Multiple-Choice-Fragen, für die du eine Bearbeitungszeit von 75 Minuten hast. Bitte beachte, dass es einen eigenen ANTWORTBOGEN gibt, in den du deine Antworten übertragen musst. Antworten, die nur im Test angekreuzt sind, werden NICHT bewertet. Deshalb am besten jede Antwort GLEICH übertragen und nicht alle zum Schluss, denn wenn dir die Zeit ausgeht, bevor du die Antworten übertragen hast, werden deine Antworten nicht gewertet.

Auf dem Antwortbogen sieht es dann so aus:

	A	B	C	D	E
1	☒	☐	☐	☐	☐

Du überträgst für jede Aufgabe deine Antwort (A – E)

Wenn du etwas Falsches angekreuzt hast:

	A	B	C	D	E
2	☐	☐	■	☒	☐

falsches Kästchen ausmalen und Kreuz für richtige Antwort erneut setzen

Hier ein Hinweis zu einer Auswertung korrigierter Fragen in medizinischen Prüfungen: Generell gilt, falls du nicht versehentlich das falsche Kästchen angekreuzt hast, sind korrigierte Antworten eher falsch. Laut einem der auswertenden Professoren werden bei den jährlichen Prüfungen in Innsbruck, die ebenfalls Multiple-Choice-Fragen enthalten, beim Verbessern eher richtige Lösungen verworfen. Rund zwei Drittel der verbesserten Lösungen waren zunächst richtig angekreuzt und wurden anschließend falsch beantwortet. Im Zweifelsfall solltest du daher zu deiner primären Lösung tendieren.

Multiple-Choice-Fragen

Es gibt zwei Varianten, die dich beim MedAT erwarten:

1. Welche der folgenden Aussagen ist richtig?
   a) Aussage 1
   b) Aussage 2
   c) Aussage 3
   d) Aussage 4
   e) Aussage 5

2. Welche der folgenden Aussagen sind richtig?
    a) Aussage 1 und Aussage 2 sind richtig.
    b) Aussage 1 und Aussage 4 sind richtig.
    c) Aussage 1, 3 und 4 sind richtig.
    d) Aussage 3 und Aussage 4 sind richtig.
    e) Alle Aussagen sind richtig.

Im VMC findest du eine MedAT-Testsimulation, die du unbedingt machen solltest, um mit dem Fragenformat vertraut zu werden. Achtung: In einigen Fragen ist das Wörtchen NICHT zu finden, welches gerne mal überlesen wird. Schaue also immer, wonach genau gefragt ist, und verliere wegen sowas keine Punkte.

Beispiel: Welche Zellen sind NICHT im Blut zu finden?

a) basophile Granulozyten
b) Leukozyten
c) neutrophile Granulozyten
d) Blasten
e) Thrombozyten

Richtige Antwort: d)

Tipps

- Sehr schwierige oder zeitaufwendige Fragen solltest du bis zum Ende aufschieben und am Schluss bearbeiten, falls du dann noch Zeit hast. So versäumst du nicht die Punkte für Fragen, die du eigentlich locker hättest beantworten können, aber es nicht mehr geschafft hast, weil du zu lange über eine Antwort nachgrübeln musstest, die du nicht wusstest.
- Wenn die Zeit für einen Testteil fast um ist, solltest du die letzten Sekunden UNBEDINGT nutzen, um die fehlenden Antworten zu raten! Es gibt keinen Punkt Abzug für falsche Antworten, also verliere hier keine (geschenkten) Punkte.
- Auch wenn du die richtige Antwort nicht weißt, kannst du vielleicht einige Antwortmöglichkeiten ausschließen und dann zwischen den übrigen Antwortmöglichkeiten raten.

- Wenn du dir bei einer Antwort sicher bist, markiere sie als sicher (z.B. mit einem kleinen Haken). Wenn du am Schluss Zeit hast, noch einmal über die Fragen drüber zu lesen, so musst du dich nicht unnötigerweise ein zweites Mal mit einer sicher beantworteten Frage beschäftigen.
- Bei Rechenaufgaben ist es schlau, sich erst einmal die Antwortmöglichkeiten anzuschauen. Manchmal kann man schon allein durch Logik einige ausschließen, weil ein Ergebnis durch die angegebenen Zahlen gar nicht möglich sein kann.

Herangehensweise an das Lernen

Lernen mit allen Sinnen

An dieser Stelle möchten wir dir einen seitenlangen Text darüber ersparen, wie das Langzeit- und Kurzzeitgedächtnis funktionieren und wie viel Prozent des Lernens durch welche Sinne am besten erfolgen sollte. Am Ende ist jeder ein individueller Lerntyp und du musst für dich selbst herausfinden, wie du dir die Informationen am besten für einen langen Zeitraum merken kannst. Generell ist es jedoch sehr empfehlenswert möglichst viele Sinne heranzuziehen, denn merke dir Folgendes: Je mehr Sinne du verwendest, desto eher bleibt die Information hängen.

Beziehe am besten das **Sehen** mit ein (betrachte die Information auf dem Blatt, im Buch, auf der Karteikarte oder auf dem Laptop), das **Sprechen** (lies die Information für dich selbst laut vor) und das **Hören** (höre dir selbst dabei zu, wie du etwas laut vorliest, oder nimm wenn möglich Audioaufnahmen auf). Falls gewünscht, kannst du auch mit anderen über das Gelernte **reden** oder einfach deiner Oma oder deinem Teddybären davon erzählen. Ob die etwas verstehen ist nicht wichtig, Hauptsache bei dir bleibt der Inhalt während des erneuten Erzählens besser hängen. Idealerweise kannst du auch noch Skizzen anfertigen oder dir Bilder in Büchern oder im Internet ansehen.

Lernplan/Zeitplan

Aus eigener Erfahrung können wir sagen, dass du mindestens drei Monate vor dem MedAT anfangen solltest, dich vorzubereiten. Das heißt, du hast schon alle Bücher und Unterlagen besorgt, weißt, wie der MedAT abläuft und dein Lernplan steht schon. Hier gilt aber natürlich: Umso früher du anfängst, desto besser.

Vergiss nie: Du musst besser sein als deine Konkurrenz. Wenn du also früher anfängst zu lernen, dann verschaffst du dir einen Vorteil. Roman hat sich etwa drei Monate auf den MedAT vorbereitet, Julia fast ein halbes Jahr! Dementsprechend schnitt sie im Vergleich auch besser ab.

Wenn du drei Monate für die Vorbereitung hast, solltest du pro Tag etwa zwölf Stunden Lernzeit einplanen. Wenn du früher anfängst zu lernen, kannst du das etwas reduzieren.

Es ist wichtig, dass du genug Pausen zwischen dem Lernen einplanst. So bleibt das Gelernte besser hängen und du bist entspannter, was heißt, du hältst länger durch. Die Pausen solltest du so aktiv wie möglich nutzen. Achte hierbei auf genügend Sport, Bewegung, frische Luft, gesunde Ernährung und ausreichend Schlaf. Manchmal, wenn wirklich gar nichts mehr geht, bewirkt ein 20-minütiger Powernap Wunder!

Aus unserer Lernzeit für den MedAT, von Freunden und Studienkollegen und auch vom Lernen im Medizinstudium sind wir uns einig, dass abwechslungsreiches Lernen sehr viel mehr bringt als sich stundenlang mit demselben Fach zu beschäftigen. Plane das Lernen also nicht so, dass du den ganzen Montag nur Chemie machst und dann am Dienstag Physik und am Mittwoch nur kognitive Übungen, sondern mache eine Sache immer höchstens für ein paar Stunden.

So sollte eine Lernwoche ungefähr aussehen:

Uhrzeit	MO	DI	MI	DO	FR	SA	SO
8 – 11	Biologie	Biologie	Biologie	Biologie	Biologie	Biologie	Biologie
11–11:30	Pause	Pause	Pause	Pause	Pause	Pause	Pause
11.30 – 13:30	Chemie	Chemie	Chemie	Chemie	Chemie	Chemie	Chemie
13:30 – 15	Pause	Pause	Pause	Pause	Pause	Pause	Pause
15 – 18	kognitive Übungen	kognitive Übungen	kognitive Übungen	kognitive Übungen	kognitive Übungen	kognitive Übungen	kognitive Übungen
18 – 19	Pause	Pause	Pause	Pause	Pause	Pause	Pause
19 – 20	kognitive Übungen	kognitive Übungen	kognitive Übungen	kognitive Übungen	kognitive Übungen	kognitive Übungen	kognitive Übungen
20 – 22	Physik	Physik	Physik	Physik	Physik	Mathe	Mathe

Dies ist nur ein Beispiel. Wenn du morgens besser lernst als abends, dann steh früher auf und hör früher auf. Wenn du nachmittags mehr Pausen brauchst als vormittags, plane auch dies ein. Der Lernplan sollte individuell an dich und deinen Lerntyp angepasst sein.

Generell empfiehlt es sich, alle zwei bis drei Stunden eine Pause zu machen. Beachte außerdem Folgendes: Wenn du merkst, du brauchst eine Pause, dann mach eine. Es bringt oft mehr, sich kurz für 20 Minuten zu entspannen und dann wieder fitter zu sein, als sich drei Stunden zu quälen und doch nichts aufzunehmen. Sobald du schon einiges an Stoff gelernt hast, solltest du dir zum Beispiel eine Stunde am Tag einplanen, um bereits gelernte Inhalte zu wiederholen.

Fazit:

- Fang rechtzeitig an.
- Gestalte den Lernplan abwechslungsreich.
- Mach ausreichend Pausen.
- Achte auf Bewegung, Ernährung und ausreichend Schlaf (mindestens sieben Stunden!).
- Wiederhole Gelerntes.

Lerngruppen

Gerade um den Stoff noch einmal zu wiederholen und zu festigen bietet es sich an, eine Lerngruppe zu bilden oder einer bestehenden Lerngruppe beizutreten. Solche findest du am besten über Facebook. Wie oft und wie lange ihr zusammen lernen wollt ist dabei ganz euch überlassen.

Generell bringt es mehr, wenn ihr euch erst gegen Ende der MedAT-Vorbereitung trefft, wenn ihr alle schon über ausreichend Wissen verfügt, um euch auch tatsächlich über Inhalte auszutauschen, gegenseitig noch ein paar Tipps zu geben und abzufragen. Achtet außerdem darauf, dass die Lerngruppen nicht zu groß sind. Am besten sind Gruppen von zwei bis drei Personen.

Ein weiterer Vorteil von Lerngruppen ist, dass ihr die Pausen interaktiver nutzen könnt. Wie wäre es zum Beispiel mit einem kurzen Fußballspiel zwischendurch?

Selbstabfrage mittels Testsimulationen und Fragensammlungen

Das Erste, was ihr tun solltet, ist, euch die kognitiven Testteile zu erarbeiten und Strategien/Herangehensweisen/Tricks hierfür zu entwickeln. Sobald das erledigt ist, besteht das Lernen für den kognitiven Teil nur noch aus dem Üben mittels Fragensammlungen und Testsimulationen. Auch was den BMS betrifft, solltet ihr früh genug (aber natürlich erst, wenn ihr bereits eine gewisse Grundlage an Wissen besitzt) anfangen, anhand der Fragesammlungen zu üben.

Bevor ihr überhaupt anfangt, den Stoff zu lernen, empfiehlt es sich, einmal kurz über die Fragen drüber zu lesen, damit ihr seht, was besonders wichtig ist (zu welchem Thema wird besonders viel gefragt) und wie tief die Fragen in die Materie gehen. Fragensammlungen findet ihr mehr als genug in Büchern, im Internet, auf Facebook oder in Skripten.

WICHTIG: Was die Fragen für den BMS angeht, sind einige davon schon einmal zur Prüfung drangekommen (könnten also wieder drankommen) oder können genau so oder so ähnlich gestellt werden. Alle Übungsfragen gehören schließlich zum abgefragten Stoff.

Wenn ihr eine Frage nicht beantworten könnt, lest nicht einfach drüber, sondern fragt euch, wieso die Antwort richtig ist, füllt eure Wissenslücken und lernt die richtige Antwort auswendig.

Manchmal bieten Vorbereitungskurse oder andere private Organisationen MedAT-Testsimulationen an, die schließlich tatsächlich ausgewertet werden. So bekommt ihr anschießend ein Ergebnis und seht, wie ihr im Vergleich zu den anderen Teilnehmern abschneidet. Wenn ihr hierfür eine Möglichkeit habt, legen wir es euch sehr ans Herz, dort mitzumachen (auch wenn es meist etwas kostet). Es ist sehr gut investiertes Geld!

Was Fragensammlungen, Testsimulationen und ähnliches angeht solltet ihr stets auf Facebook abchecken, was in den MedAT-Gruppen gepostet wird. Es gibt jedes Jahr eine (dieses Jahr „MedAT 2021“) oder sogar mehrere große Facebook-Gruppen, wo sich die Teilnehmer untereinander und mit ehemaligen Absolventen austauschen können und jede Menge Lernmaterialien finden.

Der Beitritt in diese Facebook-Gruppen und auch in die der letzten Jahre (hier findest du vieles, was dir beim Lernen hilft und auch viele Fragensammlungen) ist unabdingbar, um immer auf dem neusten Stand zu sein!

Insider-Tipps und -Tricks

Lerne den Stoff der ersten beiden Semester

Vor meiner ersten KMP (so heißen in Innsbruck die Semesterprüfungen an der Medizinischen Universität) haben viele der Medizinstudenten zu mir gesagt: „Es reicht NICHT, wenn du viel lernst. Du musst schlau lernen. Du musst das Richtige lernen!“

Damals stand ich vor der immensen Menge an Stoff und habe mich gefragt, wie ich all das in ein paar Wochen lernen soll. Im Laufe meines Studiums habe ich immer mehr verstanden, wie recht meine Vorgänger damit hatten. Es ist wichtig, dass du dich vor der Prüfung (seien es nun die Prüfungen des Studiums oder der MedAT), vor dem Lernen damit auseinandersetzt, worauf die Prüfungsautoren besonders viel Wert legen. Du solltest immer im Hinterkopf haben, dass der Test dich zum Medizinstudium qualifizieren soll. Und auch wenn in den Stichwortlisten für Biologie die Stoffmenge der Ökologie ebenso weitgehend ist wie die der Genetik, ist es nur logisch, dass eher etwas über Genetik gefragt wird, da die medizinische Relevanz hier viel größer ist. Ebenso gilt, in der Chemie den Fokus eher auf die organische als auf die anorganische Chemie zu legen.

Wenn du also wissen willst, welcher Stoff genau dir in den ersten beiden Semestern des Studiums begegnen wird, dann solltest du dich auf den Webseiten deiner präferenziellen Medizin-Uni oder über Studenten, Facebook etc. darüber informieren. Wir versprechen: Das ist der Stoff, der MedAT-relevant ist.

Lerne die Altfragen der KMP1 und KMP 2

Der wichtigste Tipp, den du von uns bekommst. Wir wünschten, uns hätte das damals jemand gesagt, als wir den MedAT geschrieben haben. Wie weiter oben bereits erwähnt, handelt es sich bei den KMPs (Kommutative Modul Prüfung) um die Semesterprüfungen der Med-Uni Innsbruck. Äquivalent dazu gibt es auch in Graz Modulprüfungen und in Wien die SIPs. Es soll immer wieder vorkommen, dass ehemalige Fragen dieser Prüfungen (der ersten beiden Semester) beim MedAT vorgekommen sind.

Da die Prüfungsaltfragen sich auch in den Prüfungen des Studiums wiederholen können, haben die Studenten fleißig sogenannte „Altfragensammlungen“ angelegt. Diese findest du in den Dropboxen für das jeweilige Semester auf Facebook oder per Internetsuche. (Facebook-Gruppen der Semester: z.B. „Medizinische Universität Innsbruck 2019“). Du findest sie NICHT auf den Websites der Universitäten, denn diese distanzieren sich natürlich von jeglichen Altfragensammlungen. Abgesehen davon, dass die Altfragen tatsächlich beim MedAT drankommen können, sind sie eine großartige Möglichkeit, den Stoff zu wiederholen und das eigene Wissen zu testen.

Vorbereitungskurse

Bei der Vorbereitung auf den MedAT werden dir immer wieder Vorbereitungskurse vorgeschlagen. Diese sind unterschiedlich lang, unterschiedlich intensiv und unterschiedlich teuer. Julia hat damals an zwei Kursen teilgenommen, an einem Wochenend-Crash-Kurs von Medizinstudenten (MedGurus) für 30 Euro und einem Zwei-Wochen-Intensiv-Kurs für zirka 700 Euro (IFS-Kurs)

Im Wochenend-Crash-Kurs wurde noch einmal genau erklärt, wie der MedAT aufgebaut ist, wo man sich Lernunterlagen beschaffen kann, welche davon empfehlenswert sind und welche Tipps die ehemaligen MedAT-Absolventen uns ans Herz legen können. Stoff wurde hier nicht gelehrt. So ein Kurs ist generell empfehlenswert, aber nicht unbedingt nötig, wenn man unser Buch oder ein ähnliches hat, in dem alles genau beschrieben wird.

Beim Intensivkurs wurde der gesamte Lernstoff in nur zwei Wochen durchgearbeitet. Unserer Erfahrung und Einschätzung nach ist das zu wenig Zeit, um hier gewissenhaft etwas mitzunehmen. Das Lernen kann dir keiner abnehmen und hier wurde nichts gelehrt, was du dir nicht auch selbst erarbeiten kannst. Ein großes Lob sprechen wir hier aber den Lernunterlagen, Büchern und Skripten zu, die man im Kurs erhalten hat.

Fazit

Besorg dir die Unterlagen, die es bei solchen kostspieligen Intensivkursen gibt, von ehemaligen Teilnehmern. Angebote gibt es genug auf Facebook. Die Kurse an sich sind ihr Geld oft nicht wert.

- Günstige Kurse, die dir noch einmal einen Überblick über den MedAT verschaffen, können wir generell schon empfehlen. Sie sind aber kein Must.
- Besonders gut sind hier Kurse von Medizinstudenten, denn diese bekommen hierfür meist nichts (die Kursgebühr deckt oft nur Kopierkosten und ähnliches ab) und sie wollen dich einfach mit ihrer Erfahrung etwas beim Lernen unterstützen.
- Teurer ist nicht gleich besser. Die Kosten für die Kurse gehen sehr weit auseinander. Wenn du doch einen machen willst, solltest du unbedingt vorher die Bewertungen abchecken.

Testsimulation BMS

Wir haben für dich zum Üben eine Simulation Basiskenntnistest für medizinische Studien (BMS) zusammengestellt. Die Anzahl der Fragen und auch der Schwierigkeitsgrad gleicht der im MedAT. Nimm dir daher für die einzelnen Teile der Simulation genau so viel Zeit wie im MedAT.

Biologie

(40 Fragen, 30 Minuten)

1. Was findet man ausschließlich in einer prokaryotischen Zelle?
a) Ribosom
b) Zellmembran
c) Zytoplasma
d) Plasmid
e) Zellorganellen

2. Welche Zellbestandteile haben tierische Zellen nicht?
a) Zellwand
b) Zellkern
c) Kernmembran
d) Mitochondrium
e) Ribosom

3. Welche Aussage über die Zellmembran ist falsch?
a) Cholesterin ist ein Bestandteil.
b) Sie ist lipophil.
c) Sie ist hydrophil.
d) Es handelt sich um eine Phospholipiddoppelschicht.
e) Alle Aussagen sind richtig.

4. Welche Aussage über die Zellmembran ist richtig?
I. Es kann aktiver und passiver Austausch stattfinden.
II. Aktiver Transport erfordert Energie, welche in Form von ATP zur Verfügung gestellt wird.
III. An der Außenseite sind sowohl Glykoproteine als auch Glykolipide zu finden.
IV. Die Zellmembran ist permeabel für O2 und H20.
V. Die Zellmembran ist nicht permeabel für Aminosäuren und kleinere Proteine.
a) I., III., IV. und V. sind richtig.
b) I., III., und V. sind richtig.
c) Nur Aussage III. ist richtig.
d) III., und V. sind richtig.
e) Alle Aussagen sind richtig.

5. Welche Aussage zur Zellmembran ist falsch?
a) Sie besteht aus zwei Lagen von amphiphilen Phospholipiden.

b) Rezeptoren innerhalb der Membran ermöglichen eine Weiterleitung von Signalen in das Intrazellulärmilieu.
c) Eiweiße sind ein integraler Bestandteil.
d) Ein aktiver Transport durch die Membran kann gegen den chemischen Gradienten erfolgen.
e) Kanalproteine sind für den aktiven Transport von Stoffen durch die Membran zuständig.

6. Welche Aussage zu Ribosomen ist richtig?
a) Sie bestehen typischerweise aus drei Untereinheiten.
b) Sie werden auch als Palade-Körnchen bezeichnet.
c) Sie katalysieren den Abbau von Proteinen.
d) Sie befinden sich ausschließlich im Zellkern.
e) Es handelt sich um kleine, aus Proteinen und mRNA bestehende Zellbestandteile.

7. Was versteht man unter Exozytose?
a) das Zusammensetzen der ribosomalen Untereinheiten
b) Aufnahme von extrazellulärem Material durch Abschnürung der Zellmembran
c) Ausschleusung von intrazellulärem Material durch Abschnürung der Zellmembran
d) die Aufnahme einer Zelle in eine andere Zelle
e) das altersbedingte Zugrundegehen einer Zelle

8. Was ist kein Bestandteil des Zytoplasmas?
a) Zucker
b) Lipide
c) Proteine
d) DNA und RNA
e) Alle sind Bestandteile des Zytoplasmas.

9. Welche Zellorganellen besitzen zwei Membranen?
I. Zellkern
II. Mitochondrium
III. Ribosom
IV. ER
V. Golgi-Apparat
a) I. und III. sind richtig.
b) I., II., und IV. sind richtig.
c) I., II., und V. ist richtig.
d) I., II., III., und V. ist richtig.
e) Alle Aussagen sind richtig.

10. Welche Aussage zu Mitochondrien ist falsch?
a) besitzt eine Doppelmembran
b) ist an der Atmungskette beteiligt
c) ist an der ATP-Synthese beteiligt
d) Die Mitochondrienmembran enthält keine Kanäle.

e) Die Mitochondrienmembran bildet große Einfaltungen.

11. Wie nennt man das Zusammenleben zweier Organismen in der Natur, von der beide profitieren?
a) Progenitus
b) Symbiose
c) Profitase
d) Thrombose
e) Keines davon ist richtig.

12. Welche Stoffe werden bei der Photosynthese in der lichtabhängigen Reaktion hergestellt?
a) ATP und NADPH+H+
b) ADP und NADPH+
c) Emulgator 221 und Aromastoffe
d) ATP und Carboxylase
e) nur ATP

13. C3- und C4-Pflanzen unterscheiden sich durch verschiedene Merkmale. Welches trifft zu?
a) C3-Pflanzen gibt es nur in Regionen, in denen es sehr heiß ist.
b) Im Calvinzyklus der C4-Pflanze wird kein ATP verbraucht.
c) anderer Primär-C-Atom-Assimilationsstoff
d) Sie bestehen aus jeweils drei und vier C-Atomen.
e) Keine der Aussagen ist richtig.

14. Welche Basenpaarungen sind in der DNA zu finden?
I. Adenin und Cytosin
II. Adenin und Thymin
III. Thymin und Guanin
IV. Guanin und Cytosin
V. Adenin und Uracil
a) Keine Aussage ist korrekt.
b) I., III., IV. und V. sind korrekt.
c) I., III. und IV. sind korrekt.
d) I. und IV. sind korrekt.
e) II. und IV. sind korrekt.

15. Wie viele Chromosomen hat ein Homo Sapiens?
a) 23
b) 54
c) 46
d) 48
e) 21

16. Woraus besteht ein Nukleotid?
a) Base, Zucker und Phosphatrest
b) Basenpaar, Zucker und Phosphatrest
c) Basenpaar und Zucker
d) Basenpaar, Hexose und Phosphatrest
e) Keine der Antwortmöglichkeiten ist richtig.

17. Woraus ist ein Chromosom aufgebaut?
a) aus zwei homologen Chromosomen
b) aus zwei Schwesterchromatiden, die am Zentromer verbunden sind
c) aus RNA
d) aus der DNA in der Arbeitsform
e) nur aus Heterochromatin

18. Worin unterscheidet sich im Wesentlichen die Meiose von der Mitose?
a) Die Meiose besitzt keine Telophase.
b) Die Meiose besitzt keine Anaphase.
c) Bei der Meiose werden die homologen Chromosomenpaare getrennt, in der Mitose die Chromosomen.
d) Die Meiose findet in allen Körperzellen statt, die Mitose nur in den Keimzellen.
e) Keine der Aussagen ist richtig.

19. Nach der Zellteilung müssen die Schwesterchromatiden wiederhergestellt werden. Wann geschieht das?
a) Dies geschieht vor der Replikation.
b) Dies geschieht bei der Replikation.
c) Dies geschieht bei der Transkription.
d) Dies geschieht bei der Translation.
e) Dies geschieht nach der Translation.

20. Zwei Individuen, die bezüglich eines Merkmals zwar reinerbig sind, jedoch verschieden aussehen, werden gekreuzt. Was lässt sich über ihre Nachkommen sagen?
I. Alle Nachkommen sind wieder reinerbig und gleichen im Phänotyp ihren Eltern.
II. Die Nachkommen spalten sich in einem bestimmten Verhältnis wieder auf.
III. Alle Nachkommen sind mischerbig.
IV. Alle Nachkommen tragen den gleichen Phänotyp, sind also uniform.
V. Nachkommen können sowohl reinerbig als auch mischerbig sein.
a) Nur Aussage I. ist richtig.
b) I. und IV. sind richtig.
c) II. und III. sind richtig.
d) II. und V sind richtig.
e) Keine Aussage ist richtig.

21. Was passiert während der Transkription?
a) Die DNA wird verdoppelt.
b) Ein Gen wird in die m-RNA

umgeschrieben.
c) Ein Gen wird in die t-RNA umgeschrieben.
d) Die DNA wird in ein Protein übersetzt.
e) Die m-RNA wird in ein Protein übersetzt.

22. Bei der Translation wird ein Protein nach dem Code eines Gens hergestellt. Was wird dazu benötigt?
I. t-RNA
II. m-RNA
III. Phosphat
IV. Ribosom
V. DANN
a) Alle sind richtig.
b) I. – IV sind richtig.
c) I., II., III. und V. sind richtig.
d) I., II. und IV. sind richtig.
e) II., III. und V. sind richtig.

23. Was ist nicht Teil eines Nukleosids?
I. Cytosin
II. Alanin
III. Phosphorsäure
IV. Purin
V. C2-Desoxyribose
a) I. und II. sind korrekt.
b) II. und IV. sind korrekt.
c) III. und IV. sind korrekt.
d) III., IV. und V sind korrekt.
e) IV. ist korrekt.

24. Bei der klassischen Chromosomenanalyse werden die Chromosomen mit Trypsin behandelt. Welchen Wirkungsmechanismus hat dieses Trypsin?
a) arretiert Mitose
b) Fixierung in der Metaphase
c) Färbung
d) Proteine entfernen
e) stimuliert Mitose

25. Welche der folgenden Aussagen über die Transkription trifft NICHT zu?
a) Das letzte Exon ist immer nach dem letzten Intron.
b) Introns und Exons werden in RNA transkribiert.
c) Auf Exon 1 folgt immer Intron 1.
d) 3'UTR ist immer im letzten Exon enthalten.
e) Die transkribierte Sequenz startet mit dem Triplett ATG (Adenin-Thymin-Guanosin).

26. Aus was ist das Rückgrat der DNA aufgebaut?
a) N-glykosidische Bindungen
b) Adenosintriphosphat
c) 2' Deoxyribose-Phosphat abwechselnd
d) Adenin, Thymin, Cytosin, Guanin
e) Nukleosidtriphosphat

27. Eine Frau leidet an einer autosomal-dominanten Erkrankung. Bei einer Penetranz von 60 %, wie hoch ist die Wahrscheinlichkeit, dass ein Kind dieser Frau früher oder später selbst die Erkrankung entwickelt bzw. den Phänotyp aufweist?
a) 40 %
b) 50 %
c) 0 %
d) 30 %
e) 60 %

28. Menschliche DNA enthält 29 % Thymin, wie viel Prozent Cytosin?
a) 29 %
b) 71 %
c) 62 %
d) 24 %
e) 21 %

29. Wie nennt sich das Phänomen, dass autosomal-dominante Krankheiten bei manchen heterozygoten Anlageträgern nicht auftreten?
a) Varianz
b) unvollständige Expression
c) Rezession
d) unvollständige Rezession
e) unvollständige Penetranz

30. Wo findet die Lipidsynthese statt?
a) Mitochondrium
b) glattes ER
c) raues ER
d) im Zellkern
e) frei im Zytoplasma

31. Was ist die Funktion des Golgi-Apparates?
a) Kraftstoffwechsel der Zelle
b) Proteinsynthese
c) Abbau von Lipiden
d) Abbau von Proteinen
e) Synthese von Zellorganellen

32. Was ist keine Zell-Zell-Verbindung?
a) Synapsen
b) Desmosomen
c) Hemidesmosomen
d) Tight Junctions
e) Gap Junctions

33. Was geschieht in der Telophase?
a) Die Chromosomen ordnen sich in der Äquatorialebene an.
b) Replikation
c) Chromosomen werden in ihre zwei Chromatidstränge getrennt.
d) Zellbestandteile werden auf die beiden Tochterzellen aufgeteilt.
e) Die Kernhülle zerfällt.

34. Wann findet die DNA-Replikation statt?
a) G0-Phase
b) G1-Phase

c) G2-Phase
d) M-Phase
e) S-Phase

35. Wie viele Chromosomen hat ein menschliches Spermium?
a) 21
b) 46
c) 23
d) 26
e) 32

36. Welche Aussage zu Hormonen ist falsch?
a) FSH wird nur von Frauen produziert.
b) Testosteron wird von Frauen und Männern produziert.
c) FSH stimuliert die Follikelreifung.
d) FSH wird im Eierstock produziert.
e) LH wird im Eierstock produziert.

37. Welche Zelle ist totipotent?
a) alle somatischen Zellen
b) Stammzellen
c) Blastozysten
d) Embryoblasten
e) keine davon

38. Was ist kein Evolutionsfaktor?
a) Mutation
b) Gendrift
c) Selektion
d) Variation
e) Rekombination

39. Um welche Art von Gewebe handelt es sich bei der Epidermis?
a) mehrschichtig verhorntes Plattenepithel
b) mehrschichtig unverhorntes Plattenepithel
c) einschichtiges Plattenepithel
d) mehrschichtig kubisches Epithel
e) mehrreihig prismatisches Epithel

40. Durch welche Organe fließt Nahrung bei der Verdauung?
I. Pankreas
II. Magen
III. Jejunum
IV. Leber
V. Colon
a) I., II., III. und V. sind richtig.
b) I., II., III. und V sind richtig.
c) II., III., IV. und V. sind richtig.
d) II., III. und V. sind richtig.
e) Alle Aussagen sind richtig.

Lösungen: Biologie

1. d)	15. c)	29. e)
2. a)	16. a)	30. b)
3. c)	17. b)	31. b)
4. e)	18. c)	32. c)
5. e)	19. b)	33. d)
6. b)	20. c)	34. e)
7. c)	21. b)	35. c)
8. e)	22. d)	36. a)
9. a)	23. b)	37. c)
10. d)	24. d)	38. d)
11. b)	25. e)	39. a)
12. a)	26. c)	40. d)
13. c)	27. d)	
14. e)	28. e)	

Chemie

(24 Fragen, 18 Minuten)

1. Welche Aminosäure ist NICHT essenziell?
a) Methionin
b) Leucin
c) Serin
d) Threonin
e) Phenylalanin

2. Welche der folgenden Aussagen ist NICHT richtig?
a) Trichloressigsäure ist stärker sauer als Milchsäure.
b) Dichloressigsäure ist stärker sauer als Chloressigsäure.
c) Essigsäure ist stärker sauer als Ameisensäure.
d) Milchsäure ist stärker sauer als Propionsäure.
e) Kohlensäure ist eine schwache Säure.

3. Ein Liter einer gesättigten Bariumsulfatlösung enthält 10^{-5} mol Ba^{2+}-Ionen. Berechne, wie viele Ba^{2+}-Ionen in einem Liter dieser Lösung enthalten sind?
a) 6.02×10^{23}
b) 1.2×10^{6}
c) 6.02×10^{5}
d) 1.2×10^{19}
e) 6.02×10^{18}

4. Welche Aussagen treffen zu?
In der Reaktion H2PO4- + H2O = HPO42- + H3O+ ...
I. ist H2PO4- eine Säure.
II. ist H2O eine Base.
III. bildet H2PO4-/HPO42- ein korrespondierende Säure/Basenpaar.
IV. sind H2O + HPO4- Teile einer Redox-Reaktion.
V. stellt sich ein Gleichgewicht ein.
a) I., II., III., V.
b) I., III., IV
c) I. und II.
d) I., IV., V
e) Alle sind korrekt.

5. Wodurch unterscheiden sich Isotope?
a) unterschiedliche Protonenzahl
b) unterschiedliche Positronenzahl
c) unterschiedliche Neutronenzahl
d) unterschiedliche Elektronenzahl
e) Keine Aussage ist korrekt.

6. Was trifft auf ein starkes Oxidationsmittel zu?
a) steht in der ersten Hauptgruppe
b) nimmt leicht Elektronen auf
c) ist elektrophil

d) ist in der Spannungsreihe negativ
e) gibt leicht Elektronen ab

7. Wie viele pKs-Werte hat Glutaminsäure?
a) zwölf
b) sieben
c) sechs
d) fünf
e) drei

8. Was stimmt zu Wasser?
a) leitet den Strom nicht, da er keine Ionen hat
b) leitet Strom sehr gut
c) Schmelzpunkt von Wasser ist höher als Wasser mit gelöstem Salz.
d) Bei 0° C hat Eis eine höhere Dichte als Wasser.
e) Bei pH 6 ist die Wasserdissoziation mol/L^{-12}.

9. Welche der physikalischen beziehungsweise chemischen Eigenschaften treffen sowohl für Alkohole als auch für Ether zu?
a) Sie können Wasserstoffbrücken ausbilden.
b) Sie sind Protonenakzeptoren.
c) Alkohole und Ether mit vergleichbarer Masse weisen sehr ähnliche Siedepunkte auf.
d) Sie sind Protonendonatoren.
e) Sie sind gute Lösungsmittel für lipophile Stoffe.

10. Welche Aussage ist korrekt?
a) Chlor oxidiert Bromid zu Brom.
b) Chlor oxidiert Fluorid zu Fluor.
c) Brom oxidiert Chlorid zu Chlor.
d) Brom oxidiert Fluorid zu Fluor.
e) Keine der Aussagen trifft zu.

11. Eine einzelsträngige RNA enthält 30 % Uracil. Wie viel Prozent Adenin enthält diese RNA?
a) 20 %
b) 30 %
c) 10 %
d) 40 %
e) keine prozentuale Angabe möglich

12. Welche Aussage zur kompetitiven Hemmung ist korrekt?
a) Der Inhibitor bindet an eine andere Stelle ans Enzym, außerhalb vom aktiven Zentrum.
b) Durch sehr starke Erhöhung der Substratkonzentration kann die Hemmung weitgehend aufgehoben werden.
c) Der Inhibitor beeinflusst die Michaelis-Menten-Konstante nicht.

d) Der Inhibitor bindet kovalent im aktiven Zentrum.
e) Keine der Aussagen ist korrekt.

13. Welche Aussage zur alkalischen Esterhydrolyse ist falsch?
a) Die Reaktionsgeschwindigkeit ist temperaturabhängig.
b) Pro hydrolysiertem Ester wird ein OH- verbraucht.
c) Bei der Hydrolyse entstehen ein Alkohol und das Salz der eingesetzten Säure.
d) Die Reaktionsgeschwindigkeit hängt von der OH- Konzentration ab.
e) Die alkalische Hydrolyse läuft reversibel ab.

14. In einer wässrigen Lösung liegt die AS Alanin als Zwitterion vor. Welche funktionelle Gruppe wirkt in diesem Fall maßgeblich als Säure?
a) Alkoholgruppe
b) Ammoniumion
c) Carboxylatanion und Methylgruppe
d) Carboxylatanion
e) Methylgruppe

15. Welche dieser Verbindungen besitzt in Lösung einen sauren pH-Wert?
a) Kaliumchlorid
b) Natriumacetat
c) Natriumphosphat
d) Ammoniumiodid
e) Ammoniumnitrat

16. Welches der folgenden Systeme ist nicht homogen?
a) Gold
b) Atemluft
c) Orangensaft
d) Messing
e) 2 mol NaCl

17. Welche Aussagen zur Michaelis-Konstanten treffen zu?
I. Sie werden bei Erhöhung der Enzymkonzentration erniedrigt.
II. Sie wird bei Erhöhung der Enzymkonzentration erhöht.
III. Sie zeigt die Affinität eines Enzyms für ein Substrat an.
IV. Sie hat die Dimension mol/l.
V. Isoenzyme haben in der Regel unterschiedliche Michaelis-Konstanten.
a) I., II., IV., und V sind richtig.
b) III., IV., und V sind richtig.
c) I., III. und V sind richtig.
d) II., III., IV., und V sind richtig.
e) Alle Aussagen sind richtig.

18. Wenn man eine 0,1 molare Essigsäure-Acetat-Pufferlösung mit dem pH 4,8 um den Faktor 10 verdünnt, hat die Lösung einen pH-Wert von ...?
a) 4,8
b) 10
c) 7

d) 5,8
e) 1,8

19. Welche Aussage zur chemischen Bindung ist richtig?
a) Die Ionenbindung ist nicht gerichtet.
b) Wasserstoffbrückenbindungen sind verantwortlich für die gute Löslichkeit von Fetten in apolaren Lösungsmitteln.
c) Die koordinative Bindung tritt bevorzugt zwischen zwei Kohlenstoffatomen auf.
d) Kovalente Bindungen zwischen den Wasserstoffmolekülen führen zu einem höheren Siedepunkt.
e) Kovalente Bindungen werden bevorzugt ausgebildet, wenn Atome mit stark unterschiedlicher Elektronegativität beteiligt sind.

20. Welchen pH-Wert weist folgender Essigsäure-Acetat-Puffer auf? (c Essigsäure = 0,1 molar, c Acetat = 0,3 molar, pks Essigsäure = 4,75)
a) 6,54
b) 5,23
c) 4,75
d) 5,89
e) 6,27

21. Welche Aussage zum Kohlenstoffisotop 13C ist korrekt?
a) hat die relative Atommasse 6
b) hat mehr Protonen als Neutronen im Kern
c) hat die gleiche Anzahl Neutronen wie 14N
d) hat sechs Valenzelektronen
e) hat 13 Protonen

22. Wie verändert sich die Löslichkeit von Kohlendioxid in Wasser?
a) nimmt mit steigendem Druck ab
b) nimmt mit fallender Temperatur ab
c) nimmt mit steigendem pH-Wert zu
d) nimmt mit fallendem pH-Wert zu
e) Keine der Aussagen ist richtig.

23. Welche Aussage ist richtig? Ethanol ...
a) kann mit starken Säuren protoniert werden.
b) ist ein stärkerer Protonendonator als Wasser.
c) ist ein sekundärer Alkohol.
d) kann zu Formaldehyd und weiter zu Essigsäure oxidiert werden.
e) hat einen niedrigeren Siedepunkt als ein Kohlenwasserstoff ähnlicher Masse.

24. Was trifft auf ein Oxidationsmittel zu?
a) Es kann leicht Elektronen abgeben.
b) Oxidationsmittel stehen vorzugsweise in der ersten Spalte des PSE.
c) Es kann leicht Elektronen aufnehmen.
d) Es hat ein stark negatives Normalpotenzial.
e) Es kann leicht Protonen aufnehmen.

Lösungen: Chemie

1. c)	9. b)	17. b)
2. c)	10. a)	18. a)
3. e)	11. b)	19. a)
4. a)	12. b)	20. b)
5. c)	13. e)	21. c)
6. b)	14. b)	22. c)
7. e)	15. b)	23. a)
8. b)	16. c)	24. c)

Physik

(18 Fragen, 16 Minuten)

1. Welche der folgenden Aussagen zum zeitlich exponentiellen Abfall einer physikalischen Größe ist FALSCH?
a) Die Halbwertszeit ist umgekehrt proportional zur momentanen Schwundrate.
b) Nach jedem Zeitintervall hat die Größe um einen konstanten Betrag abgenommen.
c) Die Größe nimmt ständig ab (monoton abnehmend), also sind alle Werte in Zukunft kleiner als alle vergangenen Werte.
d) Größenabnahme zu einem bestimmten Zeitpunkt ist proportional zur Größe selbst.
e) Die Größe erreicht für endliche Zeiten nie exakt null.

2. Welche Aussagen über Licht und Sehen sind korrekt?
I. Kurzsichtigkeit wird mit Sammellinsen, Weitsichtigkeit wird mit Zerstreuungslinsen korrigiert.
II. Fehlsichtigkeitskorrekturen sind durch Eingriffe an der Hornhaut möglich, weil die Hornhaut einen wesentlichen Beitrag an der Gesamtbrechkraft des Auges liefert.
III. Da Zylinderlinsen (sphärische Linsen) nur in einer Richtung gekrümmt sind, eignen sie sich zur Korrektur von Astigmatismus.
IV. Alterssichtigkeit bedeutet eine Verringerung der Akkommodationsbreite im Alter durch Verlust der Elastizität der Linse.
a) Nur III. ist korrekt.
b) III. und IV. sind korrekt.
c) II., III. und IV. sind korrekt.
d) II. und IV. sind korrekt.
e) Alle Aussagen sind korrekt.

3. Wenn der Nahpunkt bei 30 cm und der Fernpunkt im Unendlichen liegt, ist die Akkommodationsbreite gegeben durch wie viel Dioptrien?
a) 2,7
b) 1,4
c) –1,6
d) 3,3
e) –3,3

4. Welche Größe spielt bei der Risikobewertung von Stromunfällen die geringste Rolle?
a) der elektrische Widerstand der Haut
b) die Art der Spannung (Gleichspannung oder Wechselspannung
c) die Höhe der Spannung
d) die Stromstärke
e) der elektrische Widerstand

innerer Organe im Abdomen (z.B. Leber)

5. Wie groß muss ein zusätzlich vorgeschalteter Ohm'scher Widerstand in etwa sein, um die Stromstärke von der Loslass-Schwelle auf die Wahrnehmungsschwelle zu reduzieren? (Annahme: Wahrnehmungsschwelle: 0,5 mA, Loslass-Schwelle 10 mA)
a) 9-fache
b) 15-fache
c) 5-fache
d) 19-fache
e) kann nicht errechnet werden

6. Über Licht und Schall ist eine der folgenden Aussagen falsch.
a) Die steigende Intensität (bei sonst unveränderten Parametern) eines akustischen Reizes erhöht die Lautstärke, eines optischen Reizes die Helligkeit.
b) Sichtbares Licht und hörbarer Schall werden an einem 1 Meter großen Objekt beide nicht wesentlich gebeugt.
c) Die Reflexion an einer Grenzfläche spielt der Impedanz-Sprung für Schall die analoge Rolle wie der Brechungsindex bei Licht.
d) Licht kann sich im leeren Raum ausbreiten, Schall nicht.
e) Licht ist eine Transversalwelle, Schall ist eine Longitudinalwelle.

7. Wenn die Diagnose bei einer Patientin lautet, dass sie einen Hörverlust von 3 dB erlitten hat, um welchen Faktor hat sich das Hörvermögen dann verändert?
a) 2
b) 0.01
c) 0.3
d) 0.5
e) 1

8. Die Hauptfunktion des Mikroskops ist ...
a) Verringerung des Augenabstands zum Objekt.
b) Vergrößerung des aufgelösten Minimalabstands.
c) die Erhöhung der deutlichen Sehweite.
d) Optimierung der Ausleuchtung des Objekts.
e) die Vergrößerung des Sehwinkels.

9. Was bewirkt die Erhöhung der Schallintensität auf das Dreifache?
a) Der Schalldruckpegel steigt um 9,6 dB und die Lautstärkeänderung in Phon ebenfalls.

b) Der Schalldruckpegel steigt um 4,8 dB und über die Lautstärkenänderung in Phon lässt sich ohne weitere Angaben keine quantitative Aussage machen.
c) ohne weitere Angaben nicht bestimmbar
d) Der Schalldruckpegel steigt um 9,6 dB und über die Lautstärkenänderung in Phon lässt sich ohne weitere Angaben keine quantitative Aussage machen.
e) Der Schalldruckpegel steigt um 4,8 dB und die Lautstärkeänderung in Phon ebenfalls.

10. Welche der folgenden Aussagen über nicht ionisierende Strahlung (NIS) ist FALSCH?
a) Die Photonenenergie der NIS liegt deutlich unter der von Röntgenstrahlung.
b) NIS ist eine elektromagnetische Welle.
c) Wärmestrahlung gehört zur NIS.
d) NIS ist negativ geladen.
e) NIS breitet sich in Luft mit Lichtgeschwindigkeit aus.

11. Auf wie viel Prozent des Ausgangswertes ändert sich die pro Sekunde erzeugte Joule'sche Wärme eines Gleichstroms, wenn der Ohm'sche Widerstand verdreifacht und die Stromstärke halbiert wird? (Hinweis: Joule'sche Wärme $W = I \times U \times t$).
a) 100 %
b) 125 %
c) 25 %
d) 50 %
e) 75 %

12. Welche Strahlungsart gehört nicht zu ionisierender Strahlung?
a) Teilchenstrahlung aus Positronen
b) harte Röntgenstrahlung
c) weiche Röntgenstrahlung
d) UVA-Strahlung
e) Teilchenstrahlung aus Protonen

13. Über Licht und Schall gelten folgende Aussagen:
I. Die Tonhöhe wird durch die Frequenz des Schalls bestimmt.
II. Gleiche Schallintensität bedingt gleiche subjektive Lautstärke, auch bei unterschiedlicher Frequenz.
III. Zehn zugleich vorbeifahrende Autos werden als zehnmal so laut empfunden als ein Auto.
IV. Phon und dB stimmen bei einer Frequenz überein.
a) I., II. und IV. sind korrekt.
b) II. und III. sind korrekt.

c) II., III. und IV. sind korrekt.
d) I. und IV. sind korrekt.
e) Alle sind korrekt.

14. Berechne die Wellenlänge bei einer Frequenz von 1,5 MHz und 1,5 km/h.
a) 1 mm
b) 1 cm
c) 1 m
d) 225 mm
e) 2,25 cm

15. Was wird in einem Aktionspotenzial-Diagramm als Größen gegeneinander aufgetragen?
a) Spannung in mV gegen Strom in mA
b) Strom in mA gegen Zeit in ms
c) Spannung in mV gegen Zeit in ms
d) Strom in mA gegen Zeit in Sekunden
e) Spannung in mV gegen Zeit in Sekunden

16. Um welchen Faktor ändert sich die Intensität, wenn sich der Schalldruckpegel um 3dB verringert? ($I \sim 1 \div r^2$)
a) kann nicht berechnet werden
b) $\sqrt{2}$
c) 4
d) $1 \div \sqrt{2}$
e) 2

17. Wie lautet die Einheit, mit der die Brechkraft, zum Beispiel von einer Linse, angegeben wird?
a) Brechungskonstante × (Masse der Linse)
b) 1/cm
c) 1/m
d) (Dichte der Linse) ÷ (Dichte der Luft)
e) hat keine Einheit

18. Die Intensität eines 1.000-Hz-Tones wird um den Faktor 100 verkleinert. Wieviel dB entspricht dies?
a) 50 dB
b) –10 dB
c) 100 dB
d) 20 dB
e) –20 dB

Lösungen: Physik

1. b)	7. d)	13. d)
2. c)	8. e)	14. a)
3. d)	9. b)	15. c)
4. e)	10. d)	16. b)
5. d)	11. e)	17. c)
6. b)	12. d)	18. e)

Mathe

(12 Fragen, 11 Minuten)

1. Wie kann man $10^2 \times 10^4$ noch schreiben?

a) 10^{-2}

b) 10^0

c) 10^6

d) 10^8

e) 10^2

2. Gib folgende Menge in Kilogramm an: 4,18 × 105 mg

a) $0{,}418 \times 10^2$ kg

b) 418×10^{-2} kg

c) 4,18 kg

d) $4{,}18 \times 10^{-4}$ kg

e) $0{,}418 \times 10^0$ kg

3. Eine Fensterscheibe hat die Abmessungen 4 m / 2 m / 0,6 cm (B/H/T). Fensterglas hat eine Dichte von 2.500 kg/m³. Wie schwer ist die Fensterscheibe?

a) 100 kg

b) 1.200 kg

c) 120 kg

d) 12,5 kg

e) 12,0 kg

4. Gegeben ist die Zahlenmenge ℚ+. Welche Zahlen sind Elemente dieser Zahlenmenge?

I. √ 5

II. 0,9 · 10–3

III. √ 0,01

IV. π 4

V. –1,41 · 103

a) I. und II. sind richtig.

b) I., II. und IV. sind richtig.

c) II. und III. sind richtig.

d) II., III. und V sind richtig.

e) III. und V sind richtig.

5. Mit welcher Zehnerpotenz muss man beim Präfix „giga" multiplizieren?

a) 10^3

b) 10^6

c) 10^8

d) 10^9

e) 10^{12}

6. Eine reelle Funktion f mit der Gleichung $f(x) = c \cdot a^x$ ist eine Exponentialfunktion, für deren reelle Parameter c und a gilt: $c \neq 0$, $a > 1$. Welche Aussagen treffen auf diese Exponentialfunktion f und alle Werte k, h ∈ ℝ, k > 1 zu?

I. $f(k \cdot x) = k \cdot f(x)$

II. $f(x + h)/ f(x) = a^h$

III. $f(x + 1) = a \cdot f(x)$

IV. $f(0) = 0$

V. $f(x + h) = f(x) + f(h)$

a) I. ist richtig.

b) I., II. und III. sind richtig.

c) III. ist richtig.

d) II. und III. sind richtig.

e) III. und V sind richtig.

7. Neun Athleten eines Sportvereins absolvieren einen Test. Der arithmetische Mittelwert der neun Testergebnisse x1, x2, ... , x9 ist x = 8. Ein zehnter Sportler war während der ersten Testdurchführung abwesend. Er holt den Test nach, sein Testergebnis ist x10 = 4. Berechne das arithmetische Mittel der ergänzten Liste x1, x2, ... , x10.

a) x = 7,6
b) x = 7,4
c) x = 7
d) x= 7,2
e) nicht berechenbar

8. Eine Lehrerin wählt am Beginn der Mathematikstunde nach dem Zufallsprinzip drei Schüler aus, die an der Tafel die Lösungsansätze der Hausübungsaufgaben erklären müssen. Es sind zwölf Burschen und acht Mädchen anwesend. Berechne die Wahrscheinlichkeit, dass für das Erklären der Lösungsansätze zwei Burschen und ein Mädchen ausgewählt werden.

a) 40 %
b) 46 %
c) 49 %
d) 54 %
e) 59 %

9. Wenn man Zehnerpotenzen dividiert ...

a) werden die Hoch-Zahlen addiert.
b) werden die Hoch-Zahlen subtrahiert.
c) werden die Hoch-Zahlen multipliziert.
d) werden die Hoch-Zahlen dividiert.
e) werden die Hoch-Zahlen logarithmiert

10. Für eine medizinische Untersuchung wird das radioaktive Isotop 99m 43 Tc (Technetium) künstlich hergestellt. Dieses Isotop hat eine Halbwertszeit von 6,01 Stunden. Wie lange dauert es, bis von einer bestimmten Ausgangsmenge Technetium nur noch ein Viertel vorhanden ist?

a) 8 Stunden
b) 10,04 Stunden
c) 12,02 Stunden
d) 14 Stunden
e) 16,40 Stunden

11. Für welche Zahl steht das Präfix „pico“?

a) 10^{-12}
b) 10^{-6}
c) 10^{-3}
d) 10^{6}
e) 10^{12}

12. Wenn $x^4 = 16$, dann ist 5^x?

a) 16
b) 250
c) 625
d) 3.125
e) 6.025

Lösungen: Mathe

1. c)	5. d)	9. b)
2. e)	6. d)	10. c)
3. e)	7. a)	11. a)
4. c)	8. b)	12. c)

Textverständnis

Dieser Testteil ist unabhängig und kann weder dem kognitiven Teil des MedAT noch dem BMS zugeordnet werden.

Hard Facts

- Der Untertest dauert 35 Minuten (das ergibt drei Minuten pro Frage).
- Er macht 10 % der Gesamtpunkte aus.
- Es werden zwölf Fragen zu fünf Texten gestellt
- Die Fragen sind genauso gestaltet wie im BMS: Es gibt die Antwortmöglichkeiten a) bis e) und nur eine davon ist korrekt.

Was hier geprüft wird, ist, wie gut du Informationen aus komplizierten wissenschaftlichen (meist medizinischen oder naturwissenschaftlichen) Texten in kürzester Zeit aufnehmen kannst und ob du diese richtig interpretierst. Die Texte sind unterschiedlich lang und kompliziert. Zu jedem Text werden unterschiedlich viele Fragen gestellt. Die größte Herausforderung dieses Testteils ist, in der gegebenen Zeit von 35 Minuten fertig zu werden. Es ist also sehr wichtig, von Beginn an unter Zeitdruck zu arbeiten.

Herangehensweise

- Sieh dir jeden Text kurz an: Wie lang ist er? Wie kompliziert scheint er? Wie viele Fragen werden zu diesem Text gestellt?
- Gehe vom Worst-Case-Szenario aus, und zwar, dass du vielleicht nur vier von fünf Texten in dieser Zeit schaffst. Jetzt musst du entscheiden, welchen du weglässt, wenn es dazu kommt: Lass den Text weg, der am kompliziertesten erscheint oder der am wenigsten Fragen hat.

Nun beginne mit der Bearbeitung der übrigen Texte. Beginne am besten mit dem Text, der am meisten Fragen hat.

- Bevor du anfängst, den Text zu lesen, lies kurz die Fragen durch.
- Nun beginne, den Text zu lesen.
- Markiere mit dem Stift bei jedem Absatz wenige SCHLAGWÖRTER, die dir später zeigen, worum es in dem Abschnitt geht.

Dann weißt du später ungefähr, wo du welche Informationen findest.

- Markiere NICHT wichtige Informationen. Das endet damit, dass du zu viel markierst und schließlich keinen Überblick mehr hast.
- Lies auf diese Weise einmal den ganzen Text durch und wage dich dann an die Fragen.
- Durch die Markierung der Schlagwörter weißt du nun, in welchem Absatz du nach der gefragten Information suchen musst.
- Wenn du merkst, dass eine Frage zu kompliziert oder zeitaufwendig ist oder du dir bei der Antwort nicht sicher bist, gilt auch hier: Markiere die Frage (und die dazu passende Textstelle) und bearbeite sie am Schluss, falls du noch Zeit hast. Verschwende nicht zu viel Zeit für eine Frage!

Schlagwörter: Beispiele

COPD

Der Großteil aller COPD-Patienten sind Raucher, ehemalige Raucher oder aber dem Passivrauchen ausgesetzte Menschen, deshalb wird die COPD gelegentlich auch als Raucherlunge umschrieben. **Rauchen** (90 % der an chronischer Bronchitis Erkrankten sind Raucher oder Ex-Raucher) führt zu einer hohen Konzentration an freien Sauerstoffradikalen (Superoxide, Wasserstoffperoxid, hypochlorige Säure) im Atemtrakt. Des Weiteren werden die körpereigenen Schutzmechanismen gegen das **„Selbstverdauen" der Lunge** durch die zahlreichen Inhaltsstoffe des Tabakrauches negativ beeinträchtigt.

Allerdings wird anhand regelmäßiger Untersuchung der Atemfunktion nur bei 15 bis 20 % aller Raucher über die Jahre eine Abnahme der Atemleistung in einem Ausmaß festgestellt, dass die Entstehung einer COPD mit großer Wahrscheinlichkeit vorherzusagen ist. Bei feststehender Diagnose ist es für eine Heilung meistens zu spät, und es können nur lindernde Maßnahmen ergriffen werden.

Bei diesem Absatz eines wissenschaftlichen Textes zur COPD würden wir als Schlagwörter **Rauchen** und **„Selbstverdauen“ der Lunge** anstreichen. So wissen wir später, wenn eine Frage zum Zusammenhang zwischen der COPD und dem Rauchen gestellt wird, in welchem Abschnitt wir nach der richtigen Antwort suchen müssen.

Wichtig

Es mag zwar so klingen, als wäre bei diesem Testteil lediglich die richtige Herangehensweise wichtig, aber auch hier gilt: Übung macht den Meister. Wir empfehlen jeden Tag mindestens einen Text und seine Fragen zu bearbeiten. Später solltest du auf mehr Texte pro Tag erhöhen. Dabei ist es sehr wichtig, von Beginn an zu üben, den Text unter Zeitdruck zu bearbeiten. Hat der Text also drei Fragen, so nimm dir neun Minuten zur Bearbeitung.

Im Anschluss an die Auswertung solltest du dir die Zeit nehmen, den Text noch einmal nachzubearbeiten. Schau dir an, welche Fehler du gemacht hast und warum. Auf Dauer lernst du so, deine Leichtsinnsfehler nicht zu wiederholen und bekommst ein Gefühl dafür, auf welche Art die Fragen gestellt werden und welche Fallen von den Fragenautoren gerne eingebaut werden.

Testsimulation

Ähnlich wie im MedAT haben wir zwölf Fragen zu fünf Texten vorbereitet. Nimm dir also 35 Minuten Zeit.

Text 1: Liquid Biopsy

Durch die immer schnelleren, präziseren und kostengünstigeren Methoden der Sequenzierung ergeben sich neue Möglichkeiten der Diagnostik, wie beispielsweise das Liquid Profiling beziehungsweise die Liquid Biopsy.

Grundlage dafür ist, dass im Blut sowie in anderen Körperflüssigkeiten eines Krebspatienten verschiedenste mit dem Tumor assoziierte Komponenten zirkulieren. Dazu gehören vor allem die zirkulierenden Tumorzellen selbst, aber auch zirkulierende Tumor-DNA und zirkulierende Tumor miRNA, die bereits in den letzten zwei Jahrzenten erfolgreich in der onkologischen Forschung verwendet wurden. Auch Tumor educated platelets und Exosomen, die ebenfalls große Potenziale bezüglich Diagnostik, Monitoring und neuer Therapieansätze aufweisen, können mittels Liquid Biopsy quantifiziert und analysiert werden.

Stanzbiopsie und Feinbiopsie sind aktuell noch der Goldstandard bei vielen molekularen Analysen. Sie bergen jedoch einen großen Nachteil. Gewebsproben können nicht die vollständige Komplexität eines Tumors widerspiegeln. Dies muss durch die Entnahme von Biopsien aus verschiedenen Tumorbereichen erzielt werden. Weiter ist das Genom eines Tumors oftmals in hohem Maße instabil und steht somit unter ständiger Veränderung. Durch die Liquid Biopsy ist hierbei die Möglichkeit gegeben, eine longitudinale Beobachtung der Erkrankung durchzuführen.

<u>Circulating Tumor Cells (CTCs)</u>

Als CTCs werden Tumorzellen bezeichnet, die den Primärtumor verlassen haben und sich in den Blutkreislauf oder das lymphatische System begeben haben. Dazu müssen sie, entsprechend der Theorie, eine epithelial-mesenchymale Transition vollziehen, die es ihnen erlaubt, ihren Zellverbund zu verlassen. Dadurch gewinnen CTCs an Mobilität und Invasivität. Aufgrund dieser Eigenschaften werden sie für die Hauptursache von Metastasierung gehalten.

Ihre Anzahl wird mit einer reduzierten progressionsfreien Zeit assoziiert und ist oftmals ein besserer prognostischer Faktor als konventionelle

Bildgebung. Es wurden in letzter Zeit viele Technologien entwickelt, um diese Zellen im Blut mit Hilfe ihrer physikalischen Eigenheiten zu separieren und zu quantifizieren. Trotz aller bestehenden Anreicherungsmethoden ist es bisher nicht möglich, eine CTC-Einzelzellisolation zu erreichen, die benötigt wird, um das Wissen über intratumorale Heterogenität zu verbessern.

Am wahrscheinlichsten wird eine Kombination aus mehreren Methoden in der Zukunft Goldstandard für die Charakterisierung solcher Zellen sein. Dazu müssen jedoch die bestehenden Methoden in einen robusten und kosteneffizienten Arbeitsablauf integriert werden, der dann auch in der Klinik eingesetzt werden kann.

1. Welche tumorassoziierten Komponenten zirkulieren in Körperflüssigkeiten von Krebspatienten und können mittels Liquid Biopsy identifiziert werden?
I. miDNA
II. mDNA
III. tDNA
IV. Tumor-DNA
V. CTCs
a) Alle Aussagen sind korrekt.
b) I., II., IV. und V. sind korrekt.
c) I., III. und IV. sind korrekt.
d) I., III., IV. und V. sind korrekt.
e) II., III. und V. sind korrekt.

2. Was ist der große Nachteil der Stanzbiopsie und Feinbiopsie?
a) Sie sind bei Krebspatienten aufgrund deren Zustands nicht immer möglich.
b) Das Genom eines Tumors ist häufig in hohem Maße instabil.
c) Gewebsproben spiegeln oft nicht die Komplexität eines Tumors wider.
d) Man kann keine longitudinale Beobachtung der Erkrankung durchführen.
e) Keine der Aussagen ist richtig.

3. Welche Aussage ist NICHT richtig?
a) ctDNA werden für die Hauptursache von Metastasierung gehalten.
b) miRNA wird bereits seit zwei Jahrzenten erfolgreich in der onkologischen Forschung verwendet.
c) Exosomen können mittels Liquid Biopsy analysiert werden.
d) CTCs müssen für die Metastasierung eine epithelial-mesenchymale Transition vollziehen.
e) Es ist bisher nicht möglich, eine CTC-Einzelzelle zu isolieren.

Lösungen: Text 1

1. d)	2. c)	3. a)

Text 2: Depression

Die Depression (lateinisch depressio von lateinisch deprimere „niederdrücken“) ist eine psychische Störung beziehungsweise Erkrankung. Typische Symptome einer Depression sind gedrückte Stimmung, Grübeln und ein verminderter Antrieb. Häufig gehen Freude und Lustempfinden, Selbstwertgefühl, Leistungsfähigkeit, Einfühlungsvermögen und das Interesse am Leben verloren. Lebensfreude und Lebensqualität sind dadurch oft beeinträchtigt.

Diese Beschwerden treten auch bei gesunden Menschen im Rahmen der Trauer nach einer Verlusterfahrung auf und müssen sich im Erscheinungsbild nicht von einer Depression unterscheiden. Sie gehen jedoch in der Regel von allein wieder vorüber. Krankheit liegt vor, wenn die Symptomatik unverhältnismäßig lang anhält oder in Schwere und Dauer in keinem angemessenen Verhältnis zu den symptomauslösenden Faktoren steht.

In der Psychiatrie wird die Depression den affektiven Störungen zugeordnet. Die Diagnose wird nach Symptomen und Verlauf (z. B. einmalige oder wiederholte depressive Episode) gestellt. Die Standardbehandlung einer Depression beinhaltet Psychotherapie und ab einem gewissen Schweregrad zusätzlich die Einnahme von Antidepressiva.

Im alltäglichen Sprachgebrauch wird der Begriff depressiv häufig für eine normale traurig-niedergeschlagene Stimmungslage ohne Krankheitswert verwendet (der richtige Fachbegriff dazu wäre deprimiert). Im medizinischen Sinne ist die Depression jedoch eine ernste, behandlungsbedürftige und oft folgenreiche Erkrankung, die sich der Beeinflussung durch Willenskraft oder Selbstdisziplin des Betroffenen entzieht. Sie stellt eine wesentliche Ursache für Arbeitsunfähigkeit oder Frühverrentung dar und ist an rund der Hälfte der jährlichen Selbsttötungen in Deutschland beteiligt.

Im Jahre 2011 wurde von mehreren Fachgesellschaften wie der Deutschen Gesellschaft für Psychiatrie und Psychotherapie, Psychosomatik und Nervenheilkunde (DGPPN) eine Versorgungsleitlinie zum Thema Depression erarbeitet. Sie empfiehlt, zur Diagnose nach ICD-10 zwischen drei Haupt- und sieben Zusatzsymptomen zu unterscheiden.

Die Hauptsymptome sind:

1. Gedrückte, depressive Stimmung: Die Depression ist charakterisiert durch Stimmungseinengung oder bei einer schweren Depression durch das „Gefühl der Gefühllosigkeit“ beziehungsweise das Gefühl anhaltender innerer Leere.
2. Interessensverlust und Freudlosigkeit: Verlust der Fähigkeit zu Freude oder Trauer; Verlust der affektiven Resonanz, das heißt, die Stimmung des Patienten ist durch Zuspruch nicht aufzuhellen
3. Antriebsmangel und erhöhte Ermüdbarkeit: Ein weiteres typisches Symptom ist die Antriebshemmung. Bei einer schweren depressiven Episode können Betroffene in ihrem Antrieb so stark gehemmt sein, dass sie auch einfachste Tätigkeiten wie Körperpflege, Einkaufen oder Abwaschen nicht mehr verrichten können.

Die Zusatzsymptome sind:

1. verminderte Konzentration und Aufmerksamkeit
2. vermindertes Selbstwertgefühl und Selbstvertrauen (Insuffizienzgefühl)
3. Schuldgefühle und Gefühle von Minderwertigkeit
4. negative und pessimistische Zukunftsperspektiven (hoffnungslos): Charakteristisch sind übertriebene Sorge um die Zukunft, unter Umständen übertriebene Beunruhigung durch Bagatellstörungen im Bereich des eigenen Körpers (siehe Hypochondrie), das Gefühl der Hoffnungslosigkeit, der Hilflosigkeit oder tatsächliche Hilflosigkeit
5. Suizidgedanken oder -handlungen: Schwer Betroffene empfinden oft eine völlige Sinnlosigkeit ihres Lebens. Häufig führt dieser qualvolle Zustand zu latenter oder akuter Suizidalität.
6. Schlafstörungen
7. verminderter Appetit

Da die Depression eine sehr häufige Störung ist, sollte sie bereits vom Hausarzt erkannt werden, was aber nur in etwa der Hälfte aller Fälle gelingt. Manchmal wird die Diagnose erst von einem Psychiater, von einem Arzt für psychosomatische Medizin und Psychotherapie oder von einem psychologischen Psychotherapeuten gestellt. Wegen der besonderen Schwierigkeiten der Diagnostik und Behandlung von Depressionen im Kindesalter sollten Kinder und Jugendliche mit einem Verdacht auf eine Depression grundsätzlich von einem Facharzt für Kinder- und Jugendpsychiatrie und -psychotherapie oder von einem Kinder- und Jugendpsychotherapeuten untersucht werden.

Quelle: de.wikipedia.org/wiki/Depression

1. Was beinhaltet die Standardbehandlung einer Depression?
a) Antidepressiva sollten nicht verabreicht werden.
b) Antidepressiva sollten immer verabreicht werden.
c) Antidepressiva sollten erst ab einem bestimmten Grad verabreicht werden.
d) Die Standardbehandlung ist immer eine Kombination aus Psychotherapie und Antidepressiva.
e) Keine der Aussagen ist richtig.

2. Welche Aussage ist richtig?
a) Die Depression ist eine Erkrankung, die unter Beeinflussung der Willenskraft des Betroffenen steht.
b) In über der Hälfte der Fälle wird die Depression erstmals vom Hausarzt erkannt.
c) Manchmal wird die Diagnose erst von einem Psychiater oder Psychotherapeuten gestellt.
d) Depression ist jährlich der Grund für die meisten Selbsttötungen in Deutschland.
e) Laut ICD-10 wird bei der Depression zwischen vier Haupt- und sieben Zusatzsymptomen unterschieden.

3. Was zählt zu den Hauptsymptomen der Depression?
I. gedrückte Stimmung
II. Interessensverlust
III. Konzentrationsverlust
IV. Hoffnungslosigkeit
V. innere Lehre
a) Alle Aussagen sind richtig.
b) I., II., III. und V sind richtig.
c) I., II., IV. und V sind richtig.
d) I., II. und IV. sind richtig.
e) I., II. und V. sind richtig.

4. Welche Aussage zu Depression ist falsch?
a) Freudlosigkeit kann sowohl den Verlust der Fähigkeit zu Freude oder der Trauer bedeuten.
b) Das Insuffizienzgefühl beschreibt, einfachste Tätigkeiten wie Körperpflege, Einkaufen oder Abwaschen nicht mehr verrichten zu können.
c) Charakteristisch für Depression sind übertriebene Beunruhigung durch Bagatellstörungen im Bereich des eigenen Körpers.
d) Depression ist eine sehr häufige Störung.
e) Besonders im Kindesalter sind die Diagnostik und Behandlung der Depression schwierig.

Text 3: Diagnose und Therapie der Depression

Verbreitete Verfahren zur Einschätzung des Schweregrades einer depressiven Episode sind die Hamilton-Depressionsskala (HAMD), ein Fremdbeurteilungsverfahren, das Beck-Depressions-Inventar (BDI), ein Selbstbeurteilungsverfahren, und das Inventar depressiver Symptome (IDS), welches in einer Fremd- und einer Selbstbeurteilungsversion vorliegt. Mitunter wird eine Depression von einer anderen Erkrankung überdeckt und nicht erkannt.

In der ICD-10 fallen Depressionen unter den Schlüssel F32.– und werden als „depressive Episode“ bezeichnet. Im Falle sich wiederholender Depressionen werden diese unter F33.– klassifiziert, bei Wechsel zwischen manischen und depressiven Phasen unter F31.–. Die ICD-10 benennt drei typische Symptome der Depression: depressive Stimmung, Verlust von Interesse und Freude sowie eine erhöhte Ermüdbarkeit. Entsprechend dem Verlauf unterscheidet man im gegenwärtig verwendeten Klassifikationssystem ICD-10 die depressive Episode und die wiederholte (rezidivierende) depressive Störung.

Depressionen können bei der Mehrheit der Patienten erfolgreich behandelt werden. In Frage kommen eine medikamentöse Behandlung mit Antidepressiva, Psychotherapie oder eine Kombination aus medikamentöser und psychotherapeutischer Behandlung, die zunehmend auch durch Online-Therapieprogramme ergänzt und unterstützt wird. Weitere Therapieverfahren, zum Beispiel Elektrokonvulsionstherapie, Lichttherapie oder Wachtherapie, Sport- und Bewegungstherapie ergänzen die Behandlungsmöglichkeiten.

Die aktuelle nationale Behandlungsleitlinie wertet bei mittelschweren bis schweren depressiven Perioden Antidepressiva als gleichwertig mit einer Psychotherapie. Bei schweren Depressionen wird eine Kombination von Psychotherapie und antidepressiver Medikation empfohlen.

Es gibt verschiedene psychotherapeutische Verfahren. Durchgeführt wird die Psychotherapie von Ärzten mit entsprechender Zusatzqualifikation (ärztlichen Psychotherapeuten), von psychologischen Psychotherapeuten, von Kinder- und Jugendlichen-Psychotherapeuten, von Heilpraktikern oder von Heilpraktikern für Psychotherapie gemäß § 1 Heilpraktikergesetz (HeilprG). Häufig erfolgt parallel dazu die Gabe von Antidepressiva durch den Hausarzt oder Psychiater.

Eine Kombination von Psychotherapie und medikamentöser Behandlung kann von Ärzten (i. d. R. von Fachärzten für Psychiatrie oder Psychosomatik, teilweise auch von Allgemeinmedizinern und anderen Fachrichtungen) mit psychotherapeutischer Weiterbildung, oder durch eine Kooperation von Ärzten und Psychotherapeuten ambulant oder in psychiatrischen Kliniken beziehungsweise Fachkrankenhäusern durchgeführt werden.

Quelle: de.wikipedia.org/wiki/Depression

5. Welche Aussage zu den Verfahren zur Einschätzung des Schweregrades einer depressiven Episode ist falsch?
a) Die Hamilton-Depressionsskala (HAMD) ist ein Fremdbeurteilungsverfahren.
b) Das Beck-Depressions-Inventar (BDI) ist ein Selbstbeurteilungsverfahren.
c) Das Inventar depressiver Symptome (IDS) ist in der Regel ein Fremdbeurteilungsverfahren.
d) Das Inventar depressiver Symptome (IDS) kann ein Selbstbeurteilungsverfahren sein.
e) Alle Aussagen sind richtig.

6. Welche Aussage ist richtig?
a) In der ICD-10 fallen Depressionen unter den Schlüssel F32, wenn es sich um widerholende Episoden handelt.
b) Bei Wechsel zwischen manischen und depressiven Phasen wird die Depression als F33 klassifiziert.
c) Die ICD10 unterscheidet zwischen depressive Episode und die wiederholte (rezidivierende) depressive Störung.
d) Anstelle von medikamentöser Therapie oder psychologischer Therapieverfahren können diese durch Elektrokonvulsionstherapie, Lichttherapie oder Wachtherapie, Sport- und Bewegungstherapie ersetzt werden.
e) Bei schwerer Depression wird nur mehr eine Therapie mit antidepressiver Medikation empfohlen.

Text 4: Statine

Statine sind Arzneistoffe, die als Cholesterinsenker beziehungsweise Lipidsenker eingesetzt werden. Von allen Medikamenten, die den Lipidstoffwechsel beeinflussen, weisen sie die höchste Potenz auf. Die Freinamen (INN) ihrer Vertreter enden auf -statin.

Biochemisch gesehen ist ein Statin ein Arzneistoff aus der Substanzklasse der 3-Hydroxy-3-Methylglutaryl-Coenzym-A-Reduktase-(HMG-CoA-Reduktase-)Inhibitoren (auch HMG-CoA-Reduktase-Hemmer genannt) Statine sind auch unter dem Begriff CSE-Hemmer (Cholesterinsyntheseenzymhemmer) bekannt.

In der Endokrinologie werden die Inhibiting-Hormone ebenfalls als Statine bezeichnet; dabei handelt es sich aber nur um eine Namensgleichheit.

Das erste Statin war Mevastatin (Laborname ML-236B, auch Compactin genannt), das im Pilz Penicillium citrinum vorkommt und dessen Lipidsenkerwirkung 1976 vom japanischen Forscher Akira Endō erstmals beschrieben wurde

Die Wirkung von Statinen als Lipidsenker beruht auf ihrer kompetitiven Hemmung der HMG-CoA-Reduktase. Da HMG-CoA ein Stoff ist, den der Körper zur Biosynthese von Cholesterin benötigt, wird unter Einwirkung von Statinen weniger Cholesterin vom Körper selbst gebildet als ohne. Da in den Zellen ein relativer Cholesterinmangel herrscht, produzieren sie vermehrt LDL-Rezeptoren, die das Lipoprotein geringer Dichte aus dem Blut durch Endozytose aufnehmen.[2] LDL ist hauptverantwortlich für die meisten Schäden des Körpers, die durch einen zu hohen Cholesterinspiegel erzeugt werden. LDL wird so aus dem Blutkreislauf entfernt, wodurch sich der LDL-Spiegel im Blut und damit auch Wirkungen des LDL wie Arteriosklerose verringern.

Quelle: de.wikipedia.org/wiki/Statin

7. Welche Aussage zu Statinen ist falsch?
a) Statine gehören zur Substanzklasse der 3-Hydroxy-3-Methylglutaryl-Coenzym-A-Reduktase.
b) Statine gehören zur Substanzklasse der HMG-CoA-Reduktase-Hemmer.
c) Inhibiting-Hormone werden auch als Statine bezeichnet.
d) Das erste Statin, das 1976 entdeckt wurde, war Penicillium.
e) Die Wirkung von Statinen als Lipidsenker beruht auf ihrer kompetitiven Hemmung der HMG-CoA-Reduktase.

8. Durch die Einnahme von Statinen ...
I. herrscht in der Zelle ein Cholesterinmangel.
II. werden vermehrt LDL-Rezeptoren exprimiert.
III. wird vermehrt LDL produziert.
IV. wird weniger LDL produziert.
V. wird LDL aus dem Blutkreislauf entfernt.
a) I., II., III. und V. sind richtig.
b) I., II., IV. und V sind richtig.
c) I., II. und V. sind richtig.
d) I., III. und IV. sind richtig.
e) I., III. und V. sind richtig.

Text 5: Statine und kardiovaskuläre Erkrankungen

Die Gabe von Statinen bewirkt eine Reduktion an Herzinfarkten und Todesfällen. Der unabhängige Forschungsverbund Cochrane kommt zu dem Ergebnis: „Von 1.000 Menschen, die über einen Zeitraum von fünf Jahren mit Statinen behandelten würden, könnte bei 18 ein größeres HKE-Ereignis vermieden werden.“ Es bestehen bei der Reduzierung von Infarkten oder Todesfällen keine signifikanten Wirksamkeitsunterschiede zwischen Pravastatin, Simvastatin oder Atorvastatin in ihrer Standarddosierung.

Die positiven Effekte, die Statine auf das Überleben von Patienten nach kardiovaskulären Ereignissen (wie z. B. Herzinfarkt) haben, können nicht allein mit einer Erweiterung von Engstellen in den Herzkranzgefäßen erklärt werden. Man nimmt mittlerweile an, dass Statine indirekt entzündungshemmend auf instabile atherosklerotische Ablagerungen (Plaques) wirken. Oxidiertes LDL, das in instabilen Plaques eingelagert ist, scheint Entzündungszellen wie Monozyten und Lymphozyten anzulocken. Im Rahmen der so entstandenen Entzündung der Plaques werden Matrix-abbauende Enzyme (Matrixmetalloproteinasen) gebildet. Die Matrixmetalloproteinasen verdauen insbesondere das Strukturprotein Kollagen, das den Plaques mechanische Festigkeit vermittelt. Die Statine reduzieren anscheinend die Einlagerung von oxidiertem LDL. Folglich verhindern oder verringern sie die Einwanderung von Entzündungszellen und die Bildung von Matrix-Metalloproteasen. Durch das so vermehrt vorhandene

Kollagen wird die Plaque-Stabilität auf lange Sicht erhöht, wenngleich die Dicke der Ablagerungen (und somit die Einengung des Gefäßes) nicht oder nur sehr wenig zurückgeht.

Verwendung finden Statine bei isolierter Hypercholesterinämie, wie polygene Hypercholesterinämie oder familiäre Hypercholesterinämie (als Mittel der ersten Wahl), aber auch bei kombinierter Hyperlipidämie, zur Primär- und Sekundärprophylaxe der Arteriosklerose und damit einhergehender kardiovaskulärer Ereignisse

Quelle: de.wikipedia.org/wiki/Statin

9. Welche Aussage zu Statinen und kardiovaskulären Erkrankungen ist falsch?
a) Die Gabe von Statinen bewirkt eine Reduktion an Herzinfarkten und Todesfällen.
b) Die positiven Effekte, die Statine auf das Überleben von Patienten nach kardiovaskulären Ereignissen haben, sind beschränkt auf die Erweiterung von Herzkranzgefäßen.
c) Bei der Reduzierung von Infarkten bestehen keine signifikanten Wirksamkeitsunterschiede zwischen Pravastatin und Simvastatin.
d) Statine wirken indirekt entzündungshemmend auf instabile atherosklerotische Plaques.
e) Statine reduzieren wahrscheinlich die Einlagerung von oxidiertem LDL.

Lösungen: Texte 2 bis 5

1. c)	4. b)	7. d)
2. c)	5. c)	8. c)
3. e)	6. c)	9. b)

Kognitive Fähigkeiten

Aufbau

Nach der Bearbeitung der BMS-Aufgaben und des Textverständnisses erwartet dich nach der einstündigen Mittagspause der Testabschnitt, der deine kognitiven Fähigkeiten abprüft. Dieser besteht aus insgesamt fünf Untertests. Dabei wird dein räumliches Denken, deine Merkfähigkeit, dein logisches Denken und dein Sprachverständnis überprüft.

Wir werden für jeden der Untertests erklären, wie du die Aufgaben beim MedAT mit genug Übung problemlos bewältigen wirst. Auch wenn dieser „Intelligenzteil" deine kognitiven Fertigkeiten auf die Probe stellt, kannst du die Testteile ALLE sehr gut trainieren! Du wirst bald bemerken, dass du viel besser und schneller im Lösen der Aufgaben wirst, wenn du sie regelmäßig übst.

Wir empfehlen jeden Testteil zumindest dreimal die Woche zu trainieren. In diesem Buch findest du sehr viel Übungsmaterial für den kognitiven Teil des MedAT, aber auch im Internet wirst du noch mehr Material finden.

Testteil	Aufgaben	Zeit (Min.)
Figuren zusammensetzen	15	20
Merkfähigkeit (Einprägphase)	8 Ausweise	8
Zahlenfolgen	10	15
Wortflüssigkeit	15	20
Merkfähigkeit (Abrufphase)	25	15
Implikationen erkennen	10	10
Gesamt (exklusive Einprägphase)	**75**	**80**

Figuren zusammensetzen

Dieser Teil des Tests zielt darauf ab, das räumliche Vorstellungsvermögen zu prüfen. Wichtig hierbei ist für dich zu wissen, dass du jedoch kein großes Talent brauchst, um mit einigen Tricks anderen Teilnehmern weit überlegen zu sein. Die Grundidee der Aufgaben ist es, aus Einzelteilen von fünf bis acht Ecken sowie kompletten, Dreiviertel-, halben und Viertel-Kreisen, die jeweilige Figur zu erkennen. Dabei sind die Figuren im Vergleich zu den Lösungen im Gesamten vergrößert oder verkleinert und auch gedreht, jedoch nie gespiegelt.

Generell sind zwei verschiedene Aufgabentypen zu unterscheiden: Zum einen sind dies die Kreis-Aufgaben, die deutlich einfacher zu lösen sind und somit zuerst behandelt werden sollten. Also merke dir: BEGINNE mit den Kreis-Aufgaben. Merkst du in einer Aufgabe, dass sie aufgrund der Formen (hier mit Pfeil markiert) einen Kreis ergibt, so startest du mit dieser und addierst die kreisförmigen Teile zu einem kompletten, Dreiviertel-, halben oder Viertel-Kreis. Am einfachsten nimmst du das größte Kreisstück und beginnst mit dem Anzeichnen der anderen kleineren Teile, die ebenfalls eine kreisförmige Krümmung aufweisen.

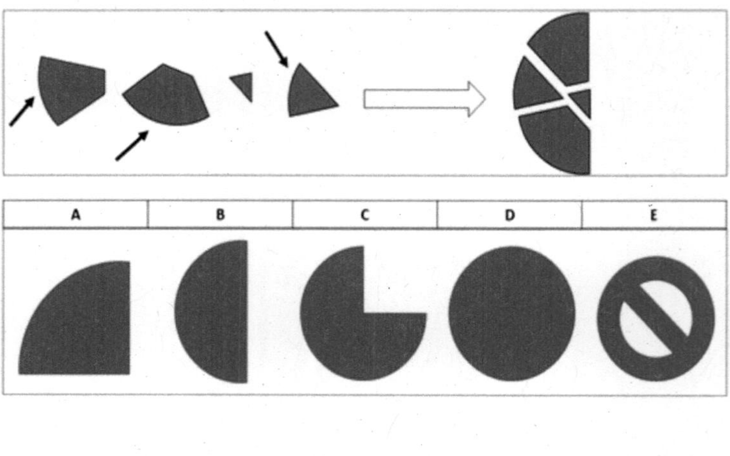

Bedenke jedoch immer, dass auch Antwort E, also keine der gezeichneten Lösungen, möglich ist, bevor du zu viel Zeit verlierst!

Zum anderen gibt es auch die Polygon-Aufgaben. Diese beschränken sich auf vier Figurentypen: Fünf-Ecke, Sechs-Ecke, Sieben-Ecke und Acht-Ecke. Hier gibt es ebenfalls einen leichten Trick, mit dem du bei zahlreichen Aufgaben in kurzer Zeit die richtige Lösung findest. Beginne folgendermaßen:

1. Suche zunächst ein oder zwei Einzelteile, welche wahrscheinlich Aufschluss auf die vollständige Form des Polygons geben. Dies ist meist das größte oder eines der größeren Teile. Bedenke, dass kleine Teile auch aus der Innenfläche der Figuren ausgeschnitten sein könnten und keinen Bezug zu den äußeren Winkeln sowie Seiten haben können!
2. Betrachte die Winkel des Einzelteils beziehungsweise der Einzelteile. Sind bereits einige Winkel an einem Teil mehrfach vertreten, die zu einem der Figurentypen passen, hast du bereits die richtige Lösung.

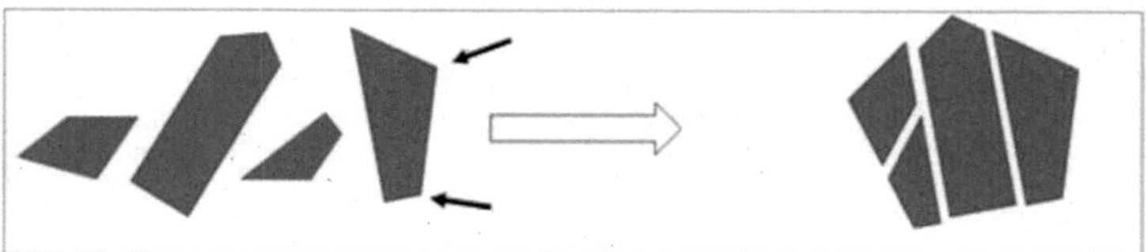

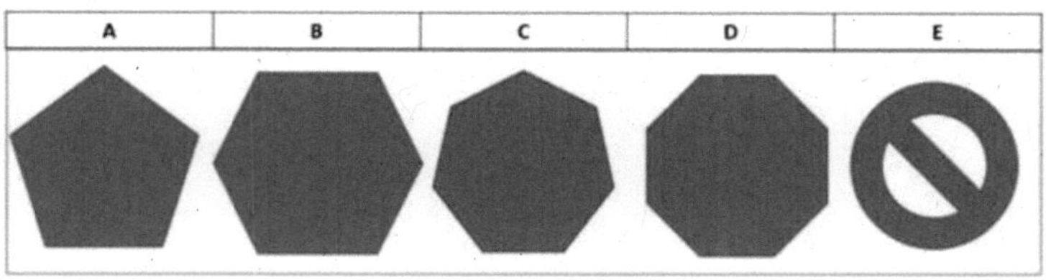

Du siehst, um erfolgreich in der Kategorie „Figuren zusammensetzen“ zu sein, solltest du dich mit den Winkeln der Polygone auseinandersetzen und ein gewisses Augenmaß entwickeln. Doch auch hier gibt es einen kleinen Trick, der dir im Zweifelsfall weiterhelfen kann, falls du dir einmal nicht ganz sicher bist:

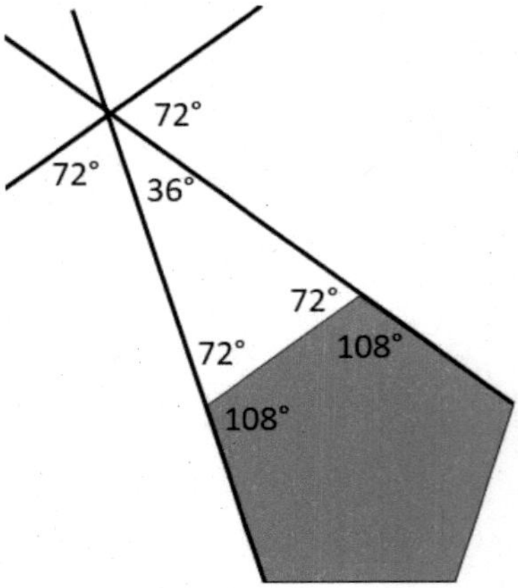

Beim Fünf-Eck ergibt sich bei der Verlängerung der Seiten ein Winkel von 36 Grad. Dieser ist spitzer als bei allen anderen Figuren. Weiter ist dieser Winkel genau doppelt so groß wie der angrenzende Winkel (72 Grad), der sich aus der Parallelen der Seite durch den Schnittpunkt der beiden Linien ergibt.

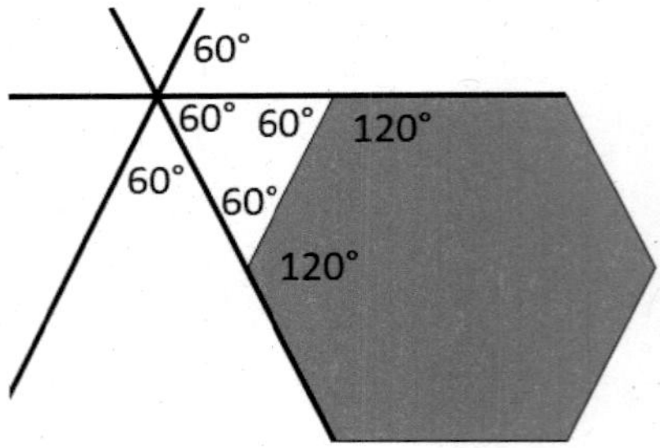

Beim Sechs-Eck ergeben die Verlängerungen der beiden Seiten ein gleichschenkliges Dreieck, was bedeutet, dass alle Seiten als auch alle Winkel ident sind.

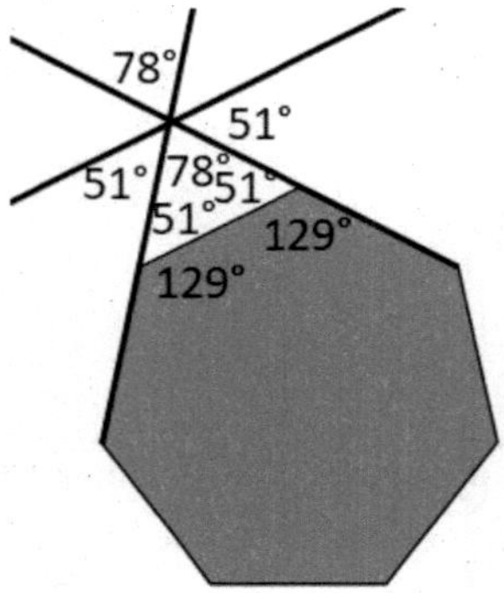

Beim Sieben-Eck bilden die Verlängerungen der Seiten einen Winkel von zirka 78 Grad, der deutlich größer ist als jene Winkel, die den Seiten anliegen mit 51 Grad. Dadurch entsteht ein Dreieck, dessen Basis länger ist als die jeweiligen beiden Katheten.

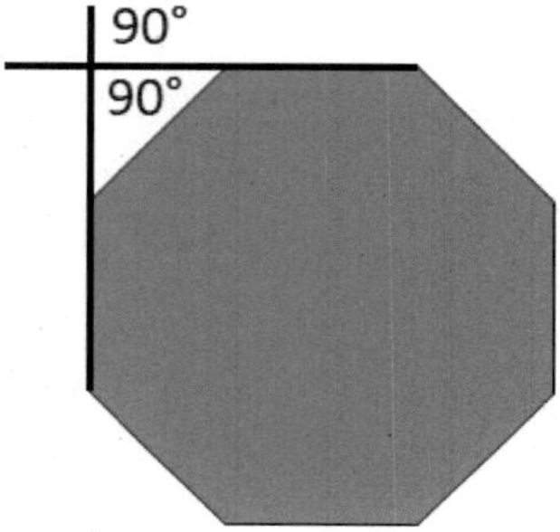

Am einfachsten verhält es sich bei einem Acht-Eck. hier ergeben die Verlängerungen der Seiten einen 90 Grad Winkel, der leicht zu erkennen ist.

Nachdem du unserem ersten Tipp folgend alle Kreis-Aufgaben bearbeitet hast, beginnst du bei den Polygonen mit den Aufgaben, die die wenigsten Teile besitzen. Bei alten Tests kommen Aufgaben mit bis zu sieben Teilen vor. Diese solltest du zuletzt bearbeiten, da sie meist deutlich schwerer zu lösen sind.

Falls die obenstehenden Tricks einmal nicht ausreichen sollten, kannst du damit beginnen, Teile, die zusammengehören, aneinander zu zeichnen, um so einen besseren Überblick zu erhalten. Anschließend kannst du erneut beurteilen, ob du eine der Methoden anwenden kannst. Auch wenn sich im weiteren Verlauf für dich keine klare Lösung finden lässt, so kannst du zumindest einige Figuren ausschließen und so die Chance erhöhen, die richtige Figur zu erraten.

Übungsaufgaben

1.

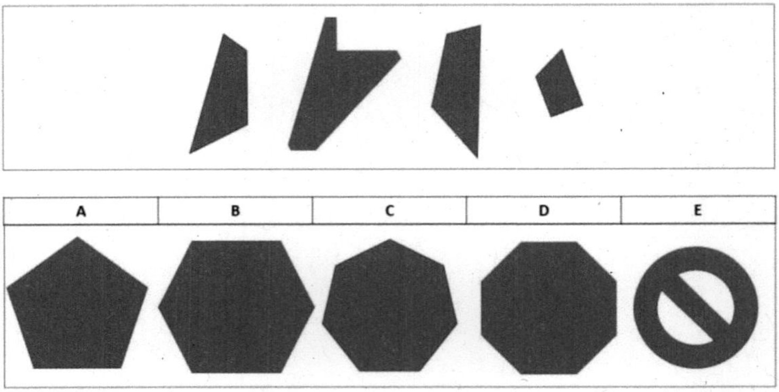

2.

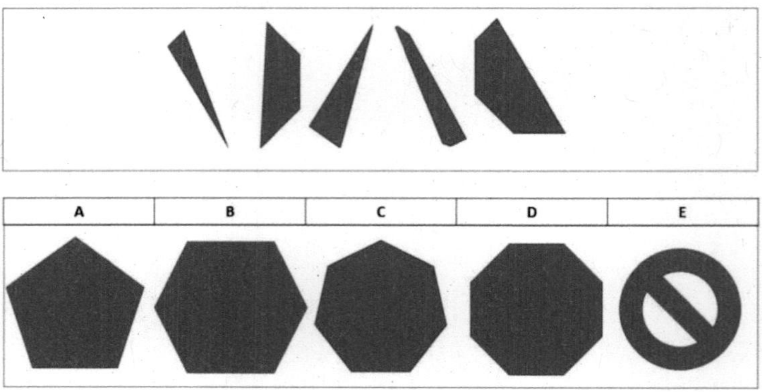

3.

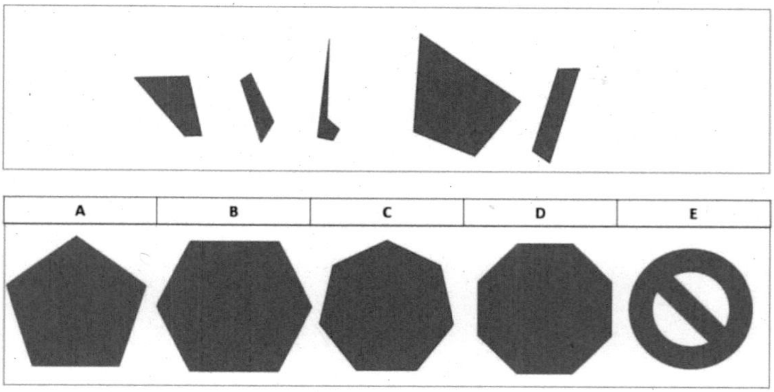

4.

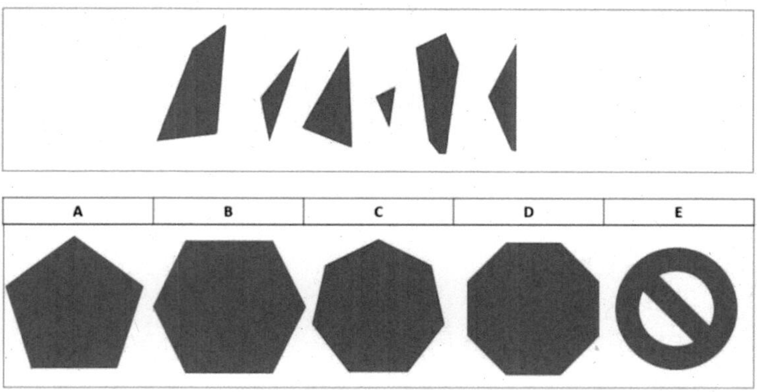

5.

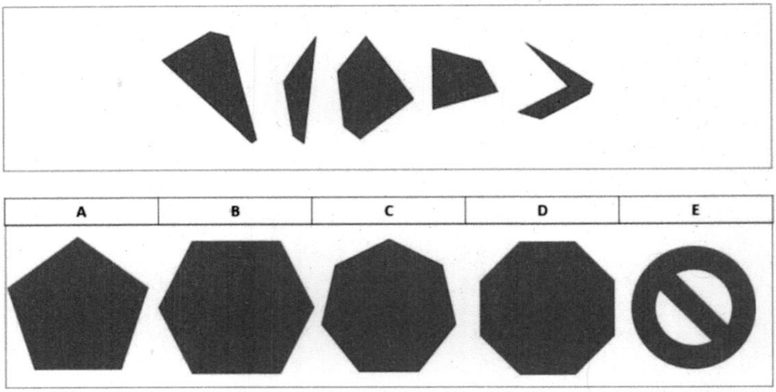

6.

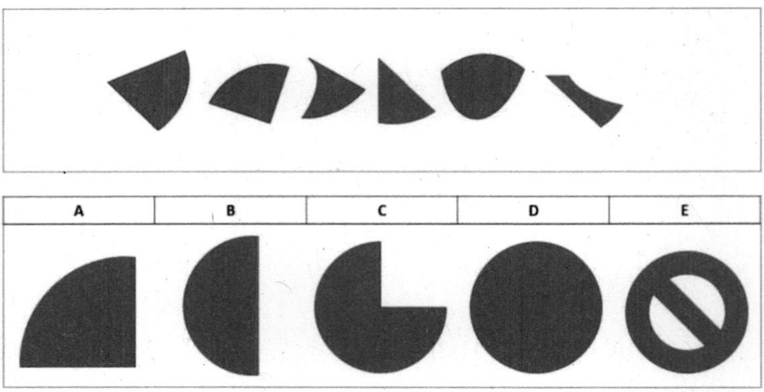

7.

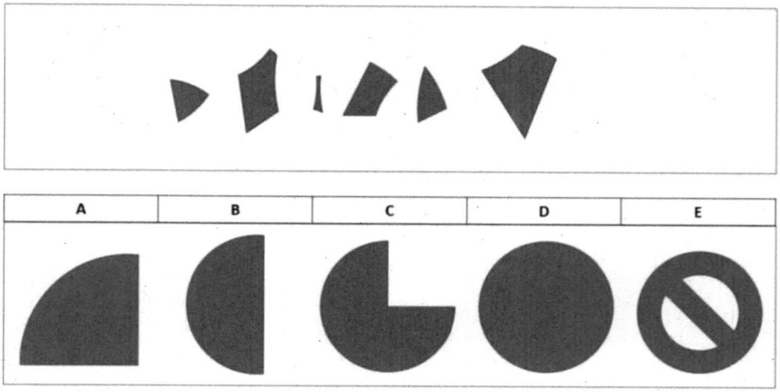

8.

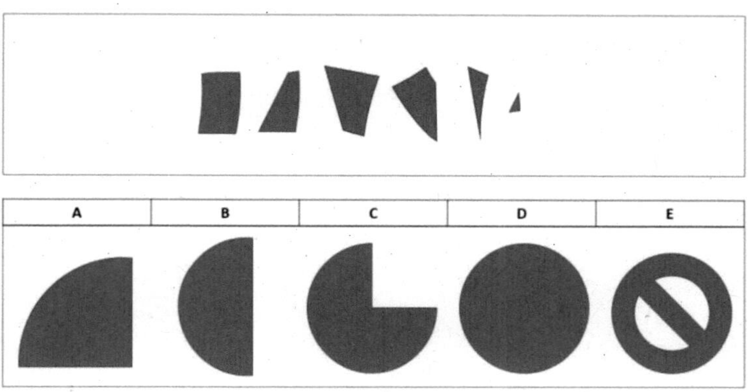

9.

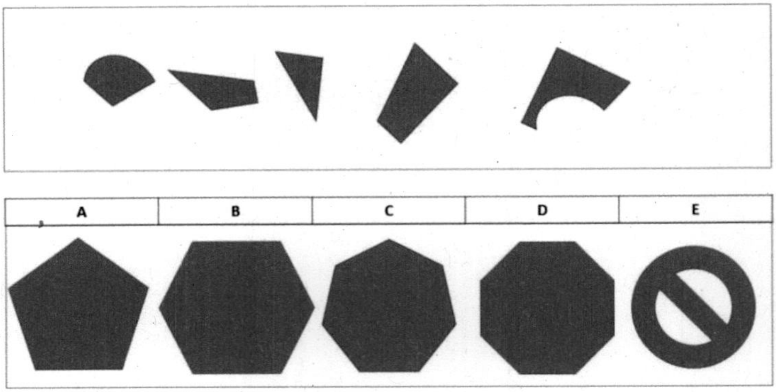

10.

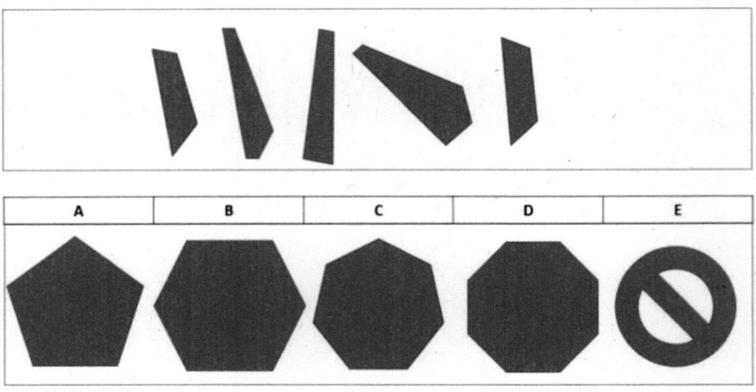

11.

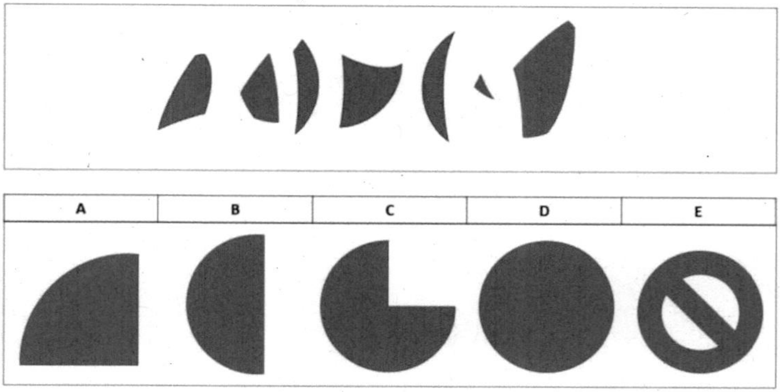

12.

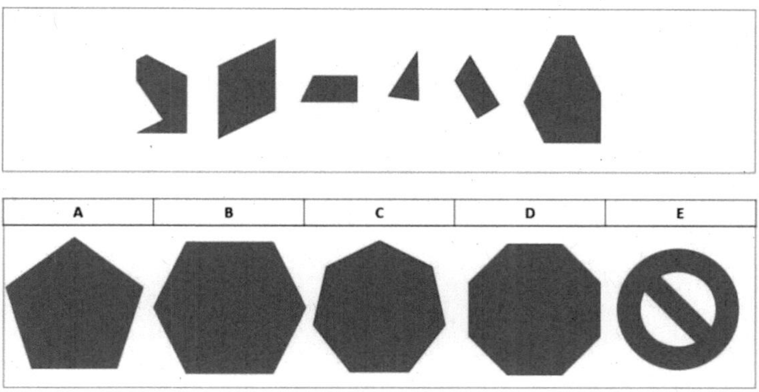

13.

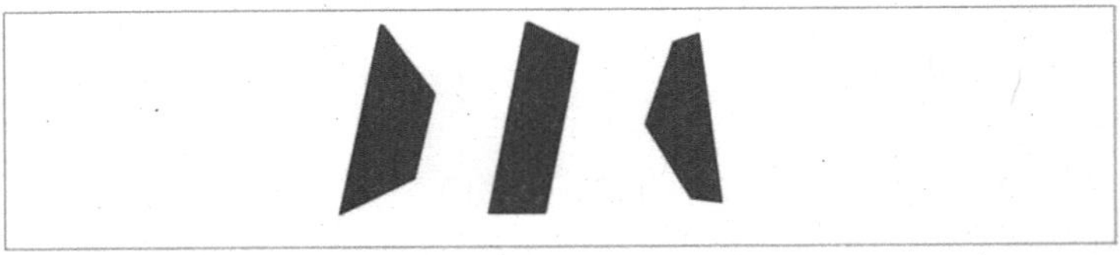

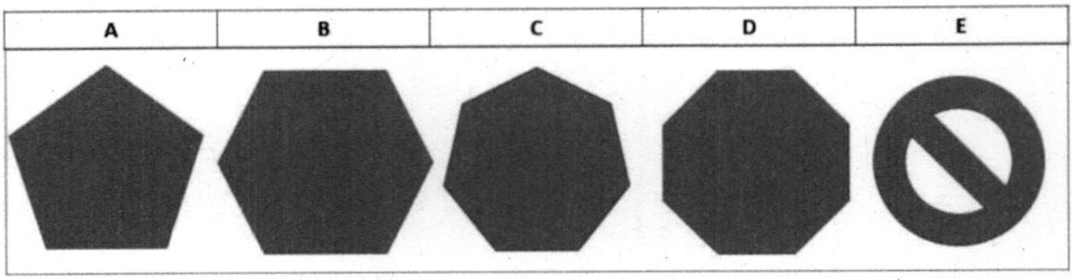

14.

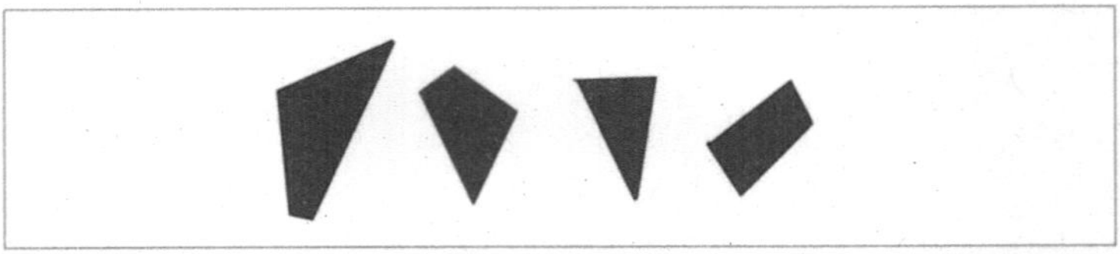

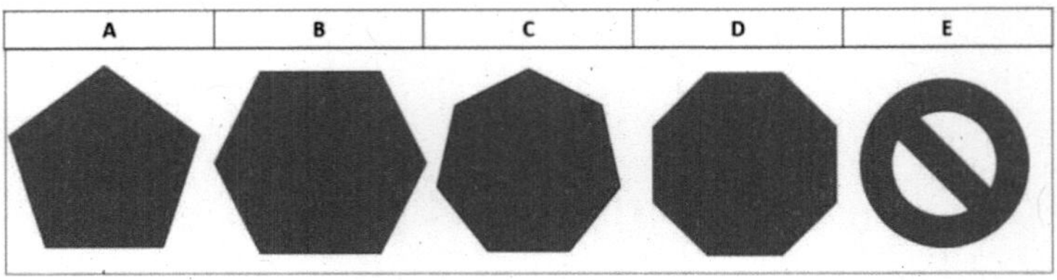

15.

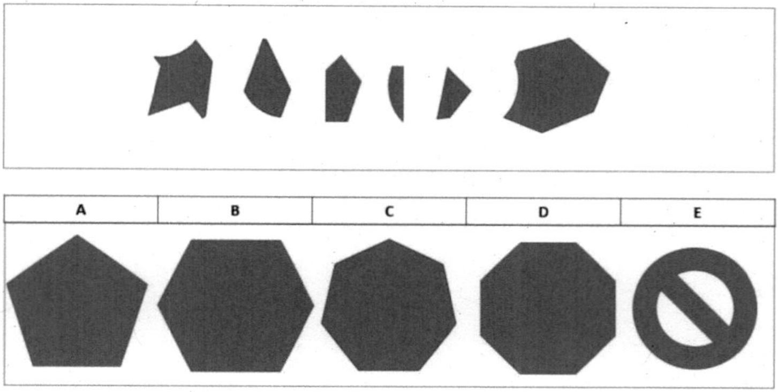

16.

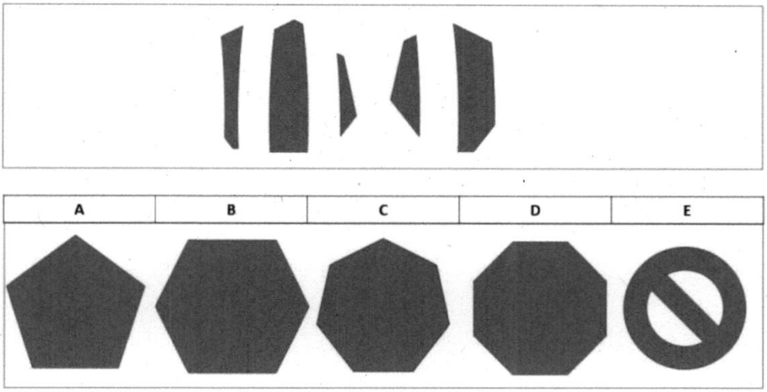

17.

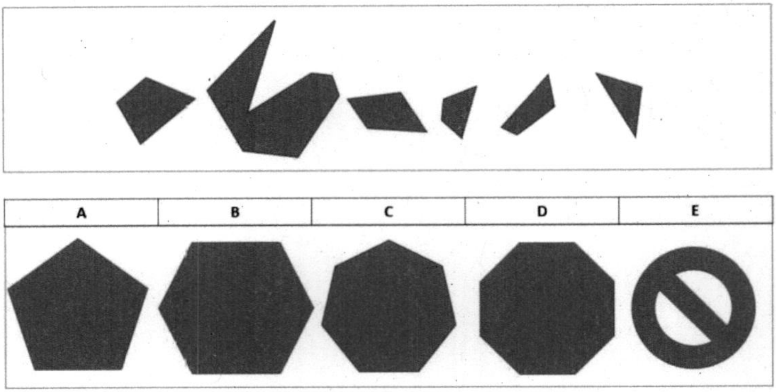

18.

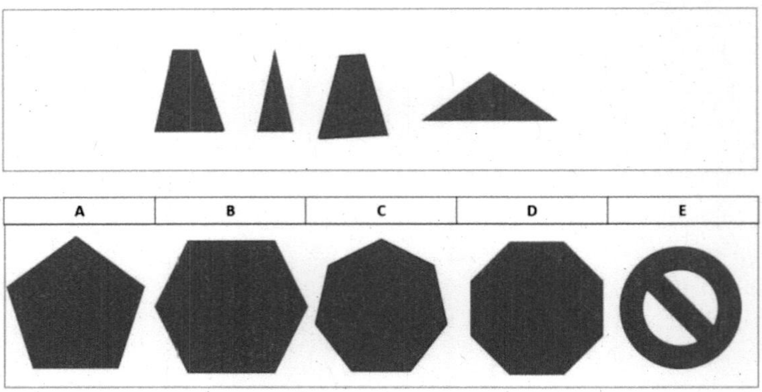

19.

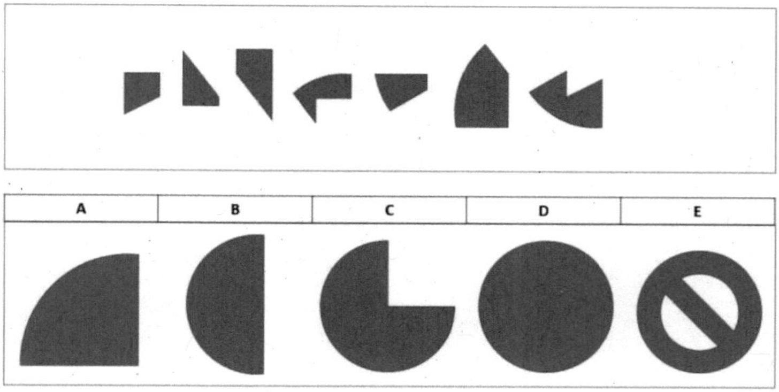

20.

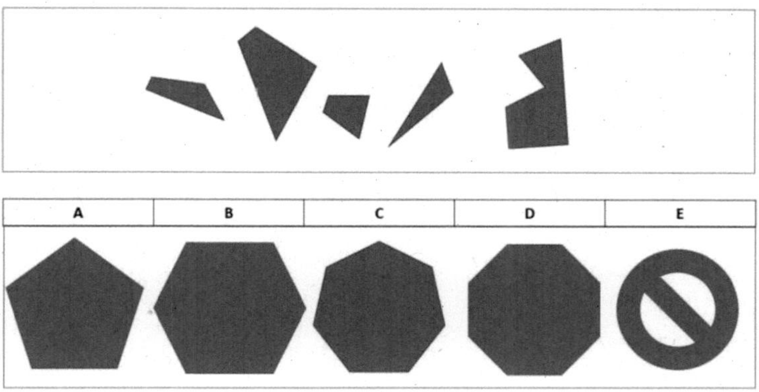

21.

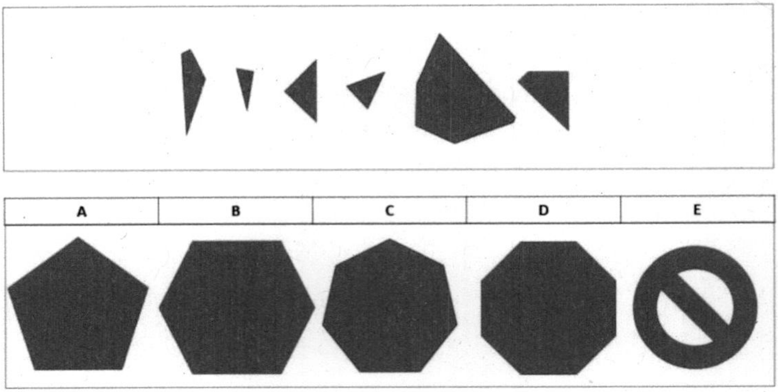

22.

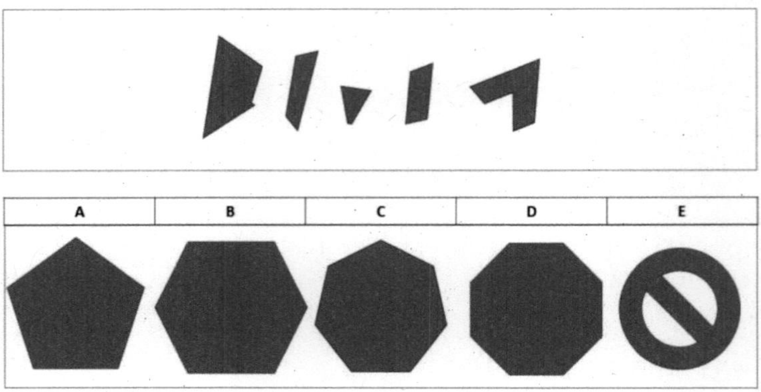

23.

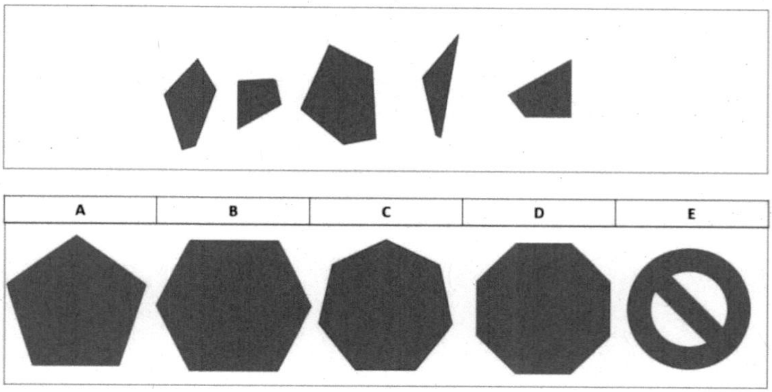

24.

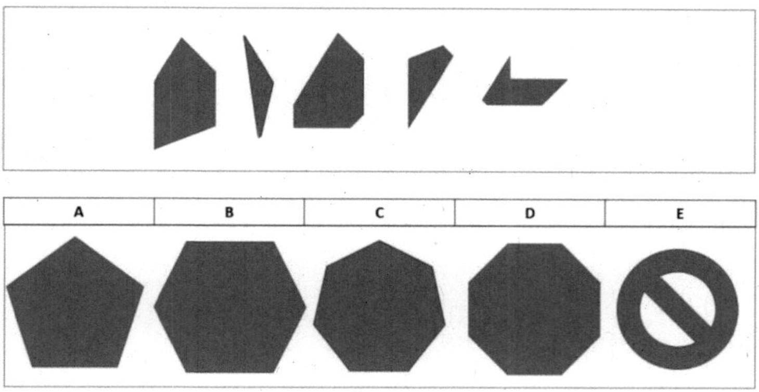

25.

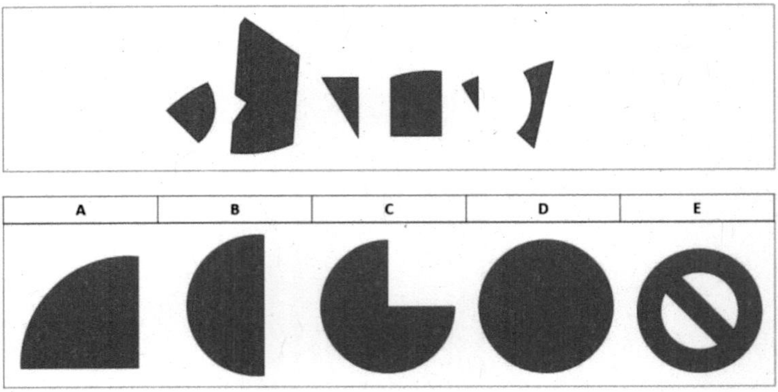

26.

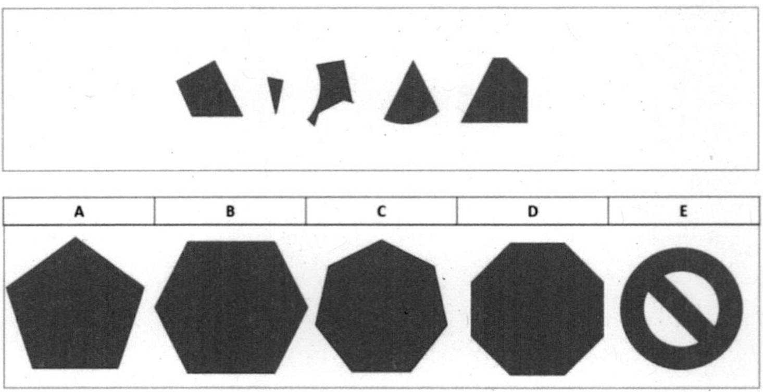

27.

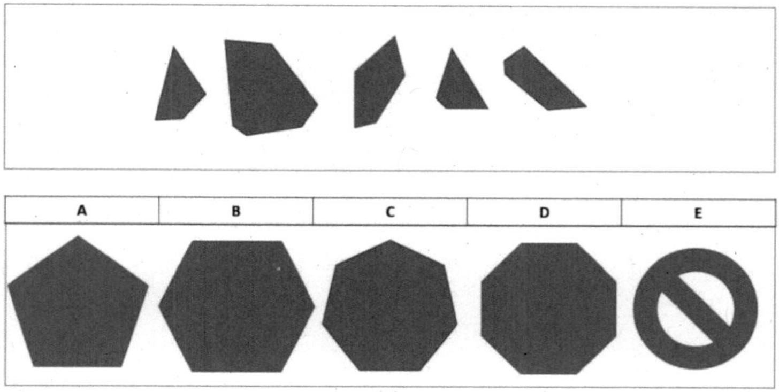

28.

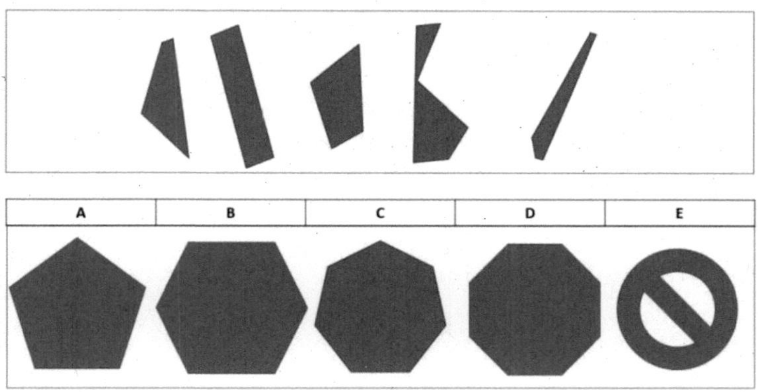

29.

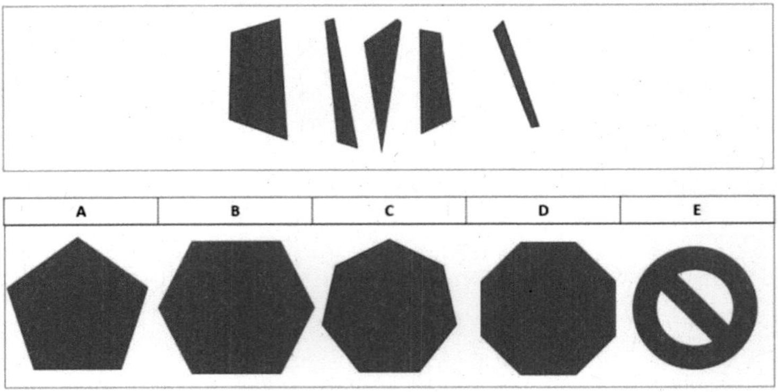

30.

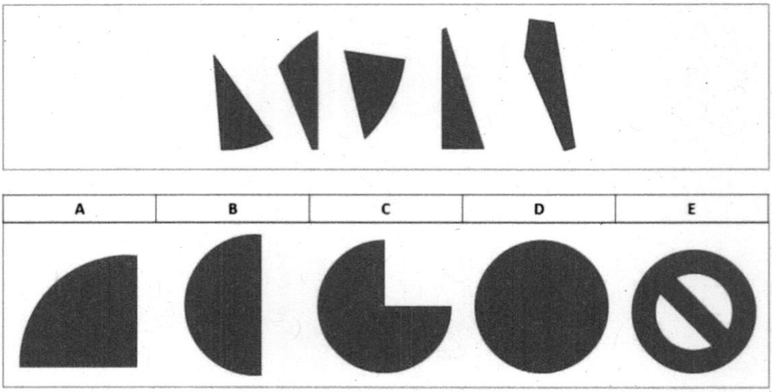

31.

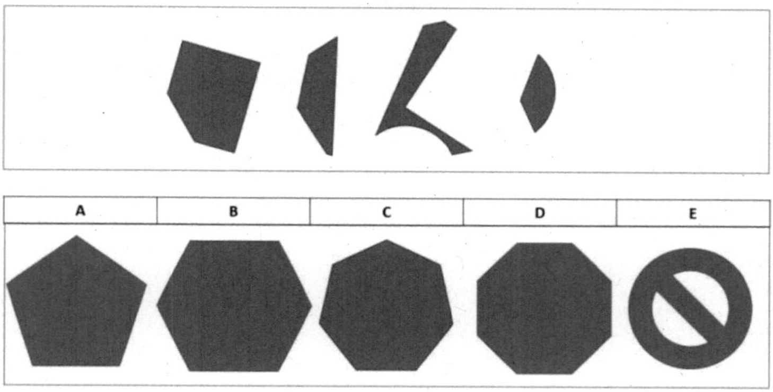

32.

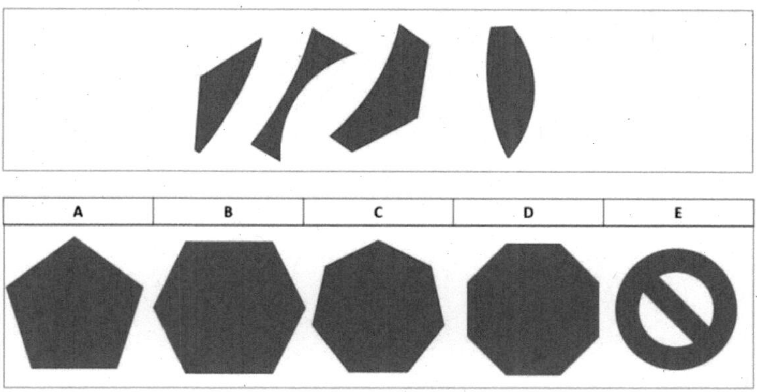

33.

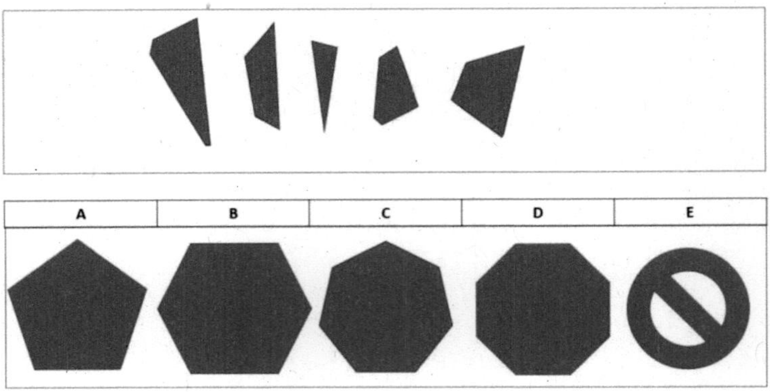

34.

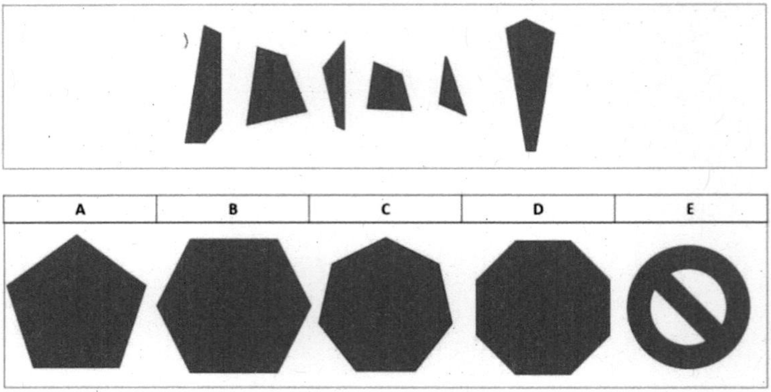

35.

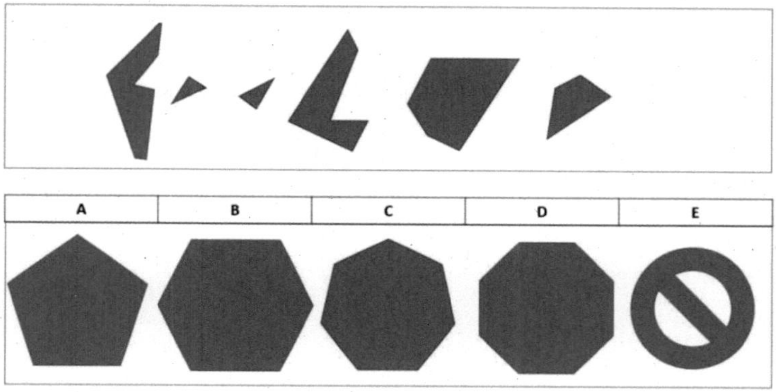

36.

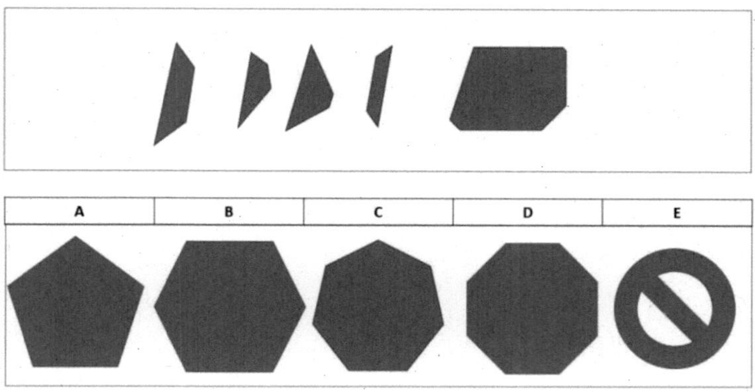

37.

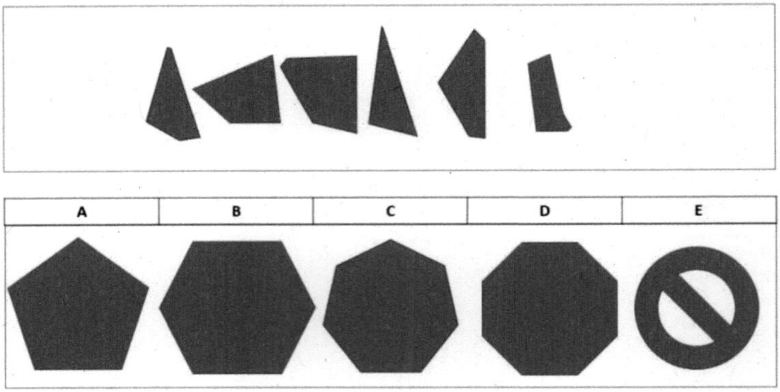

38.

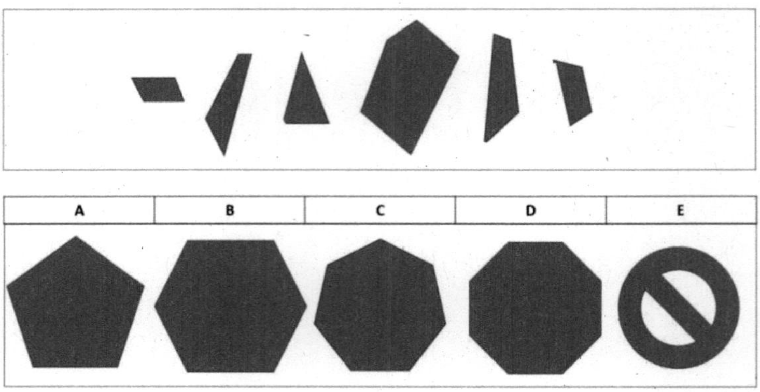

39.

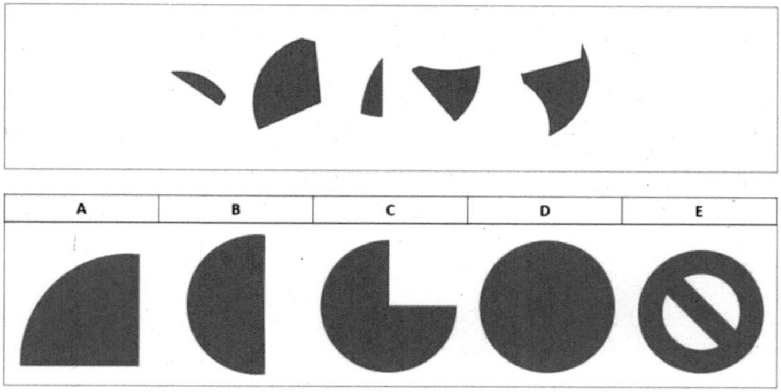

40.

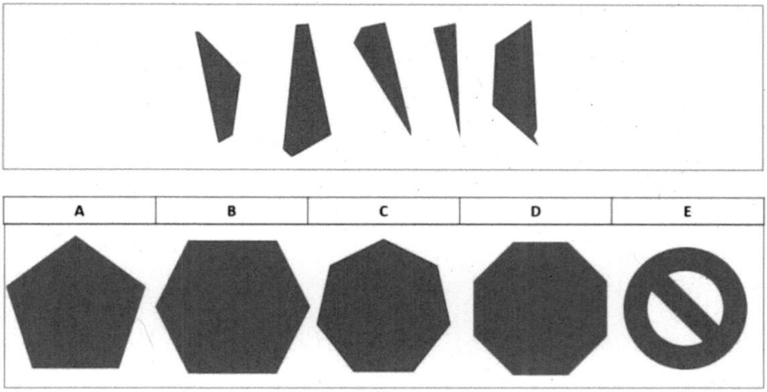

41.

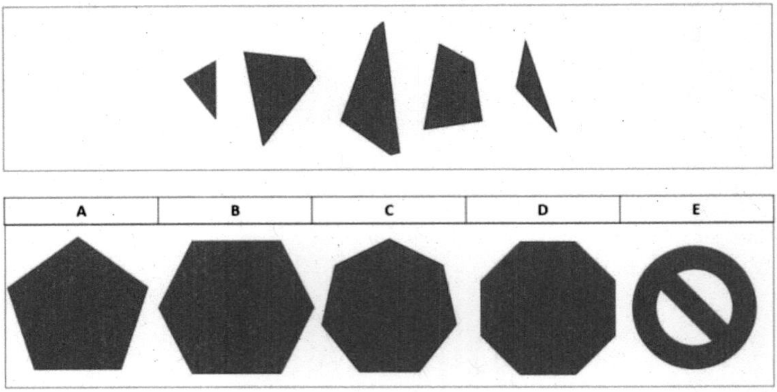

42.

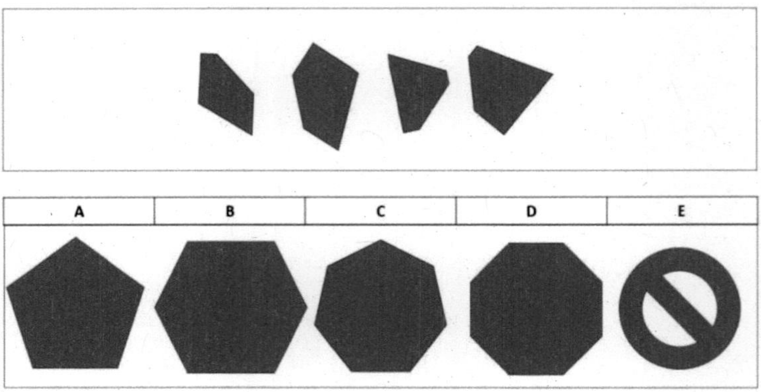

43.

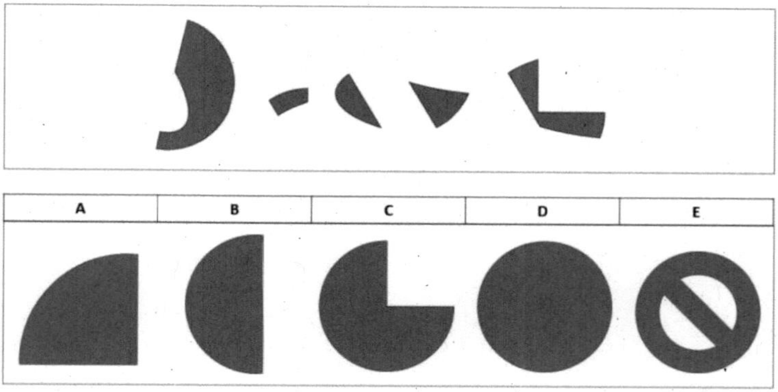

44.

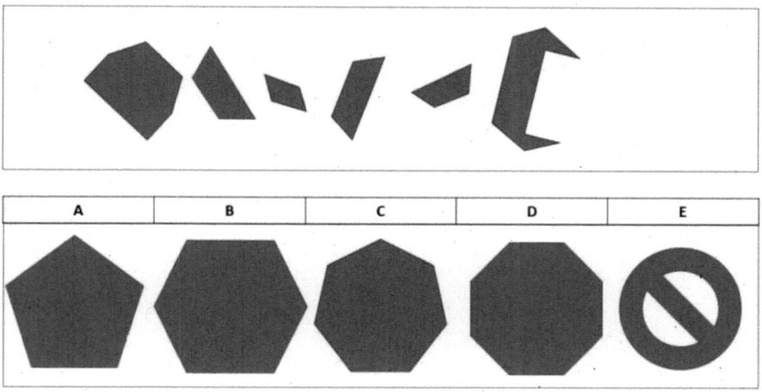

45.

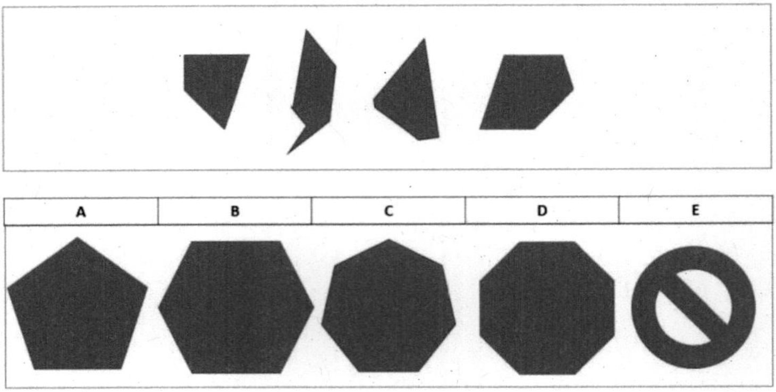

46.

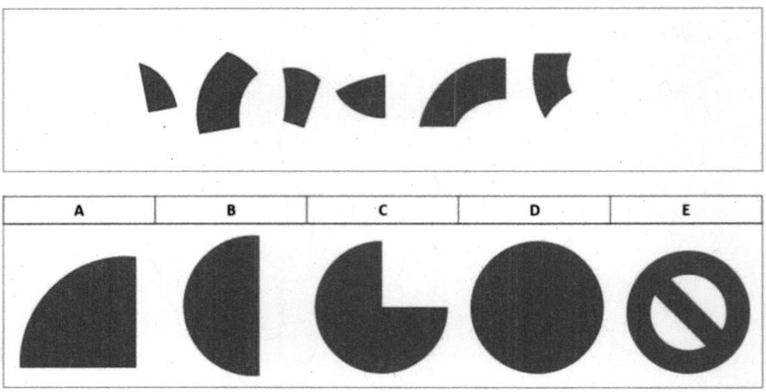

47.

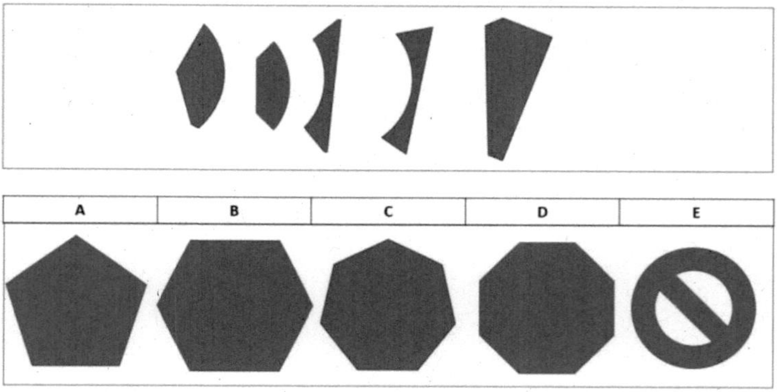

48.

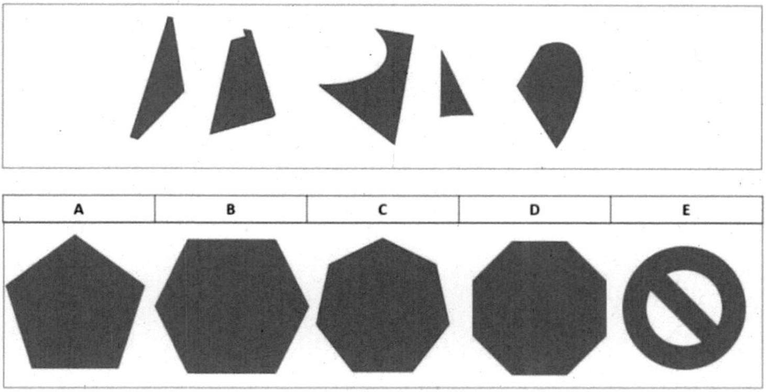

49.

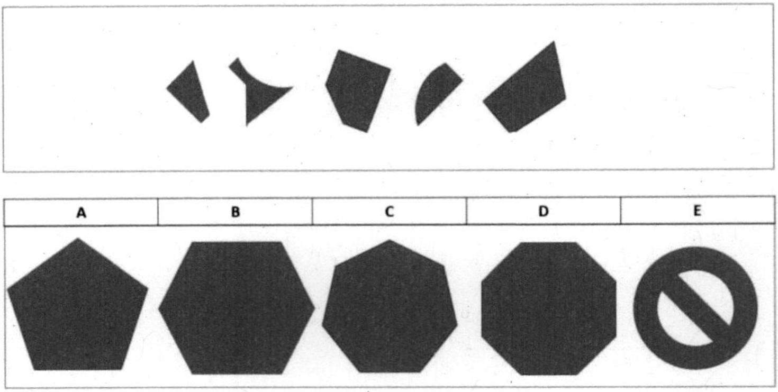

50.

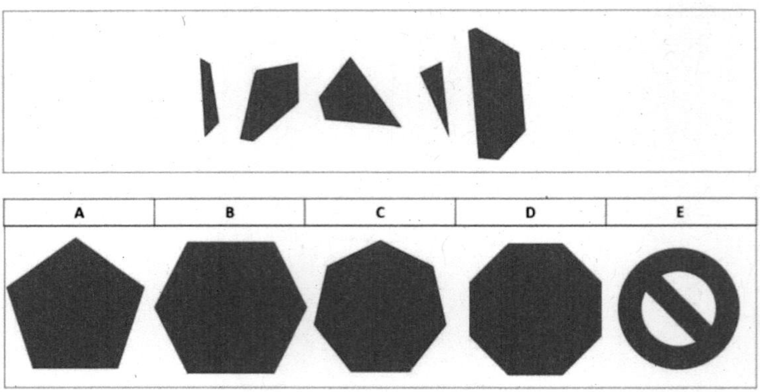

51.

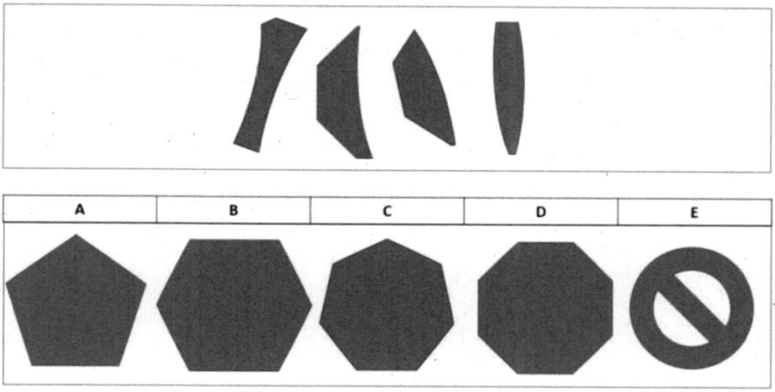

52.

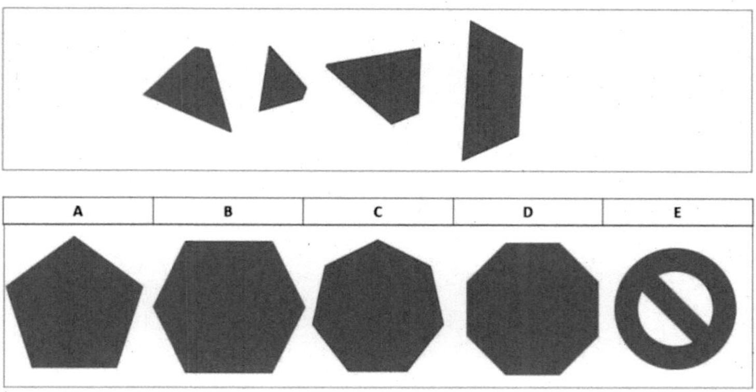

53.

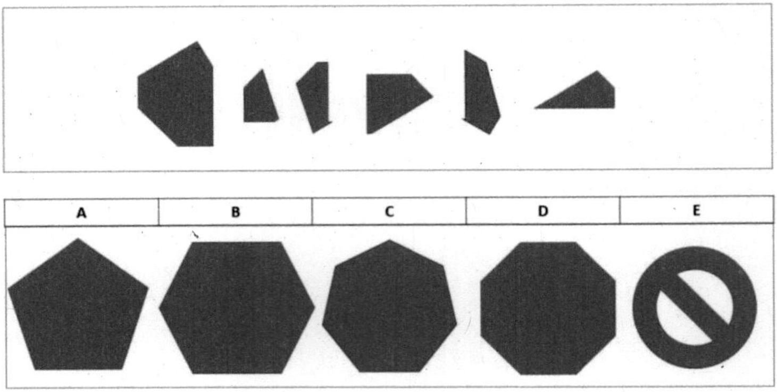

54.

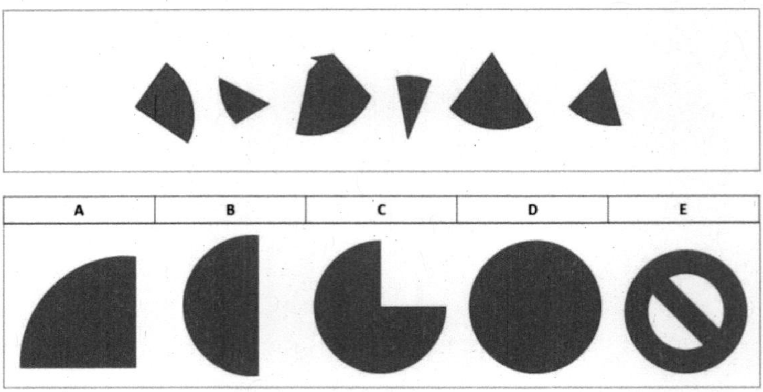

55.

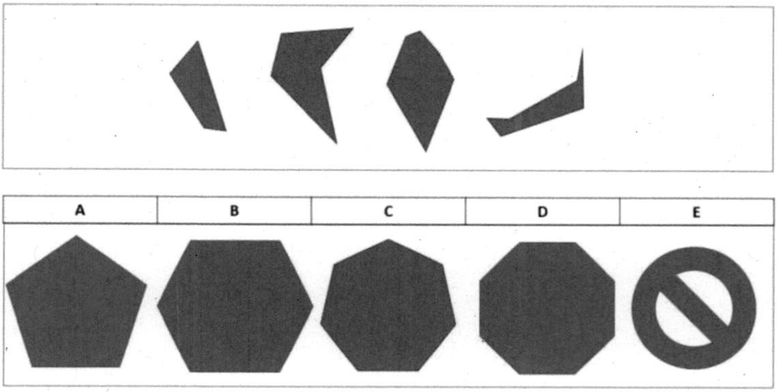

56.

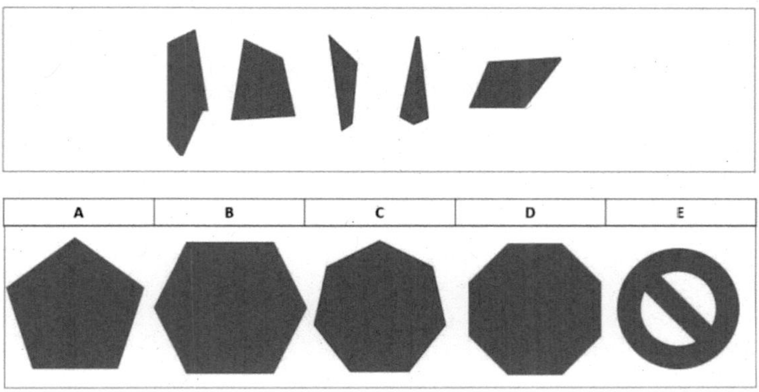

57.

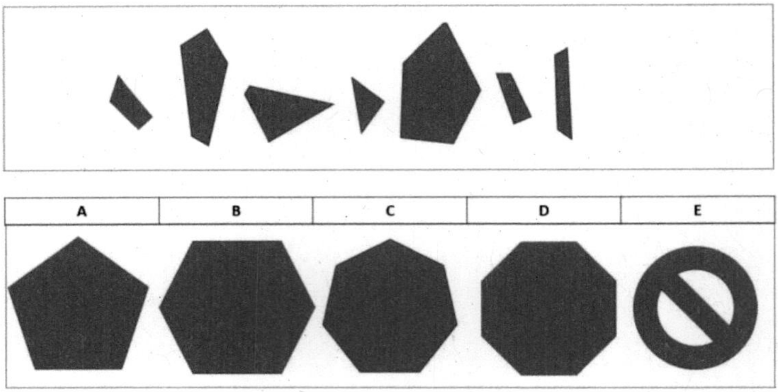

58.

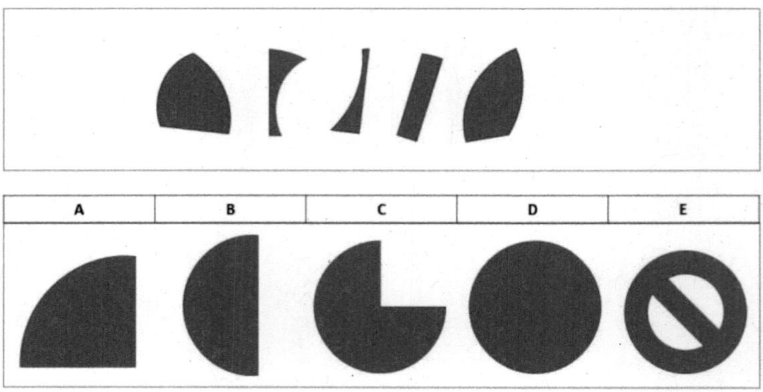

59.

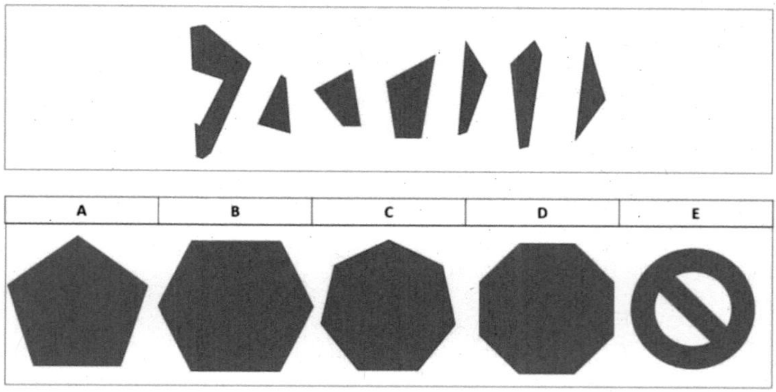

60.

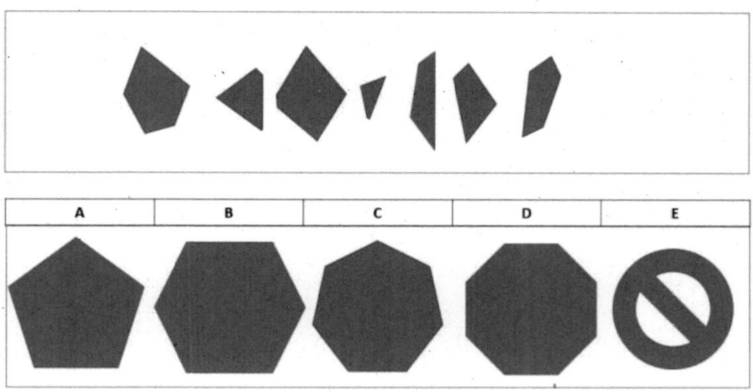

61.

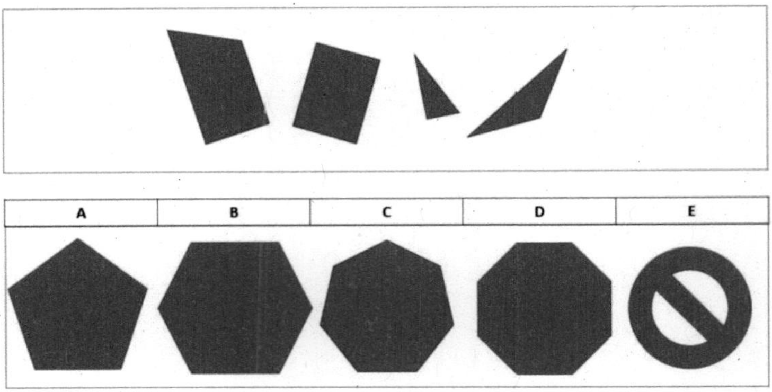

62.

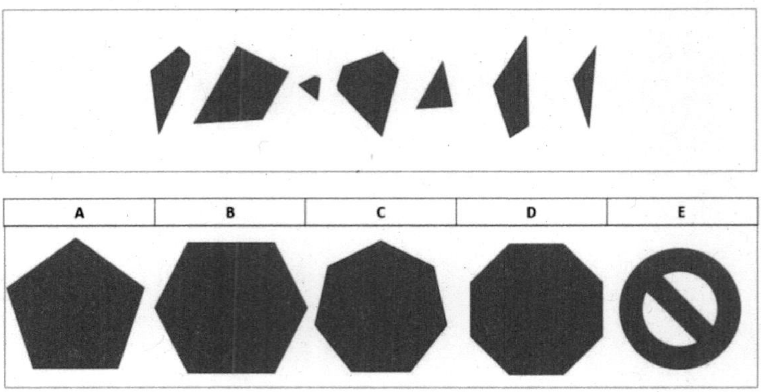

63.

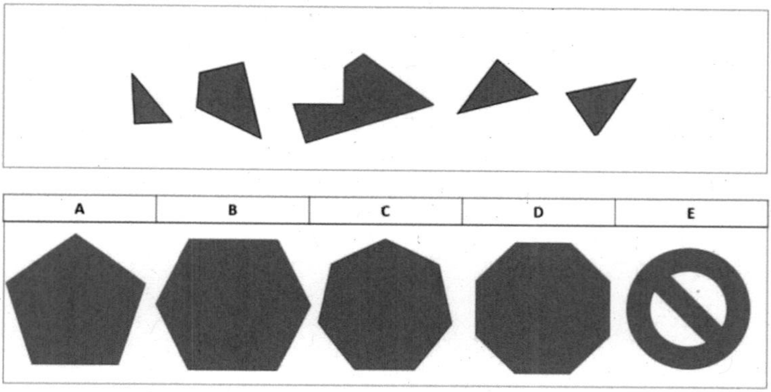

64.

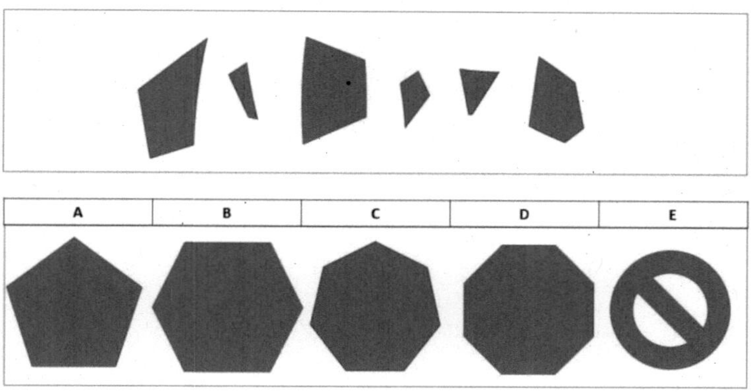

65.

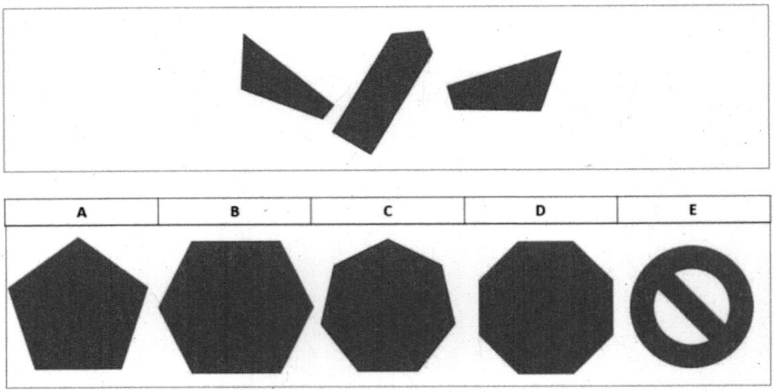

66.

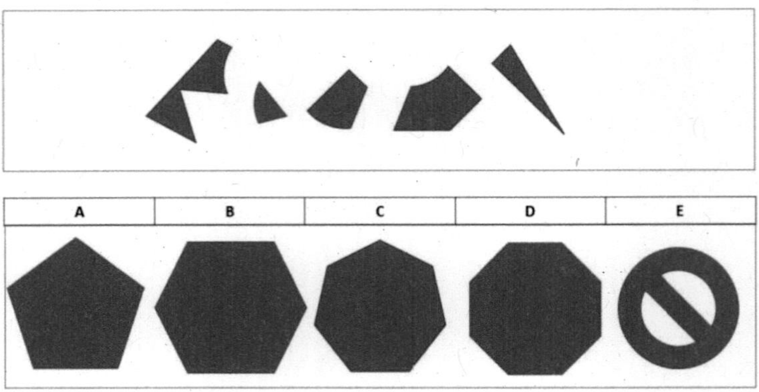

67.

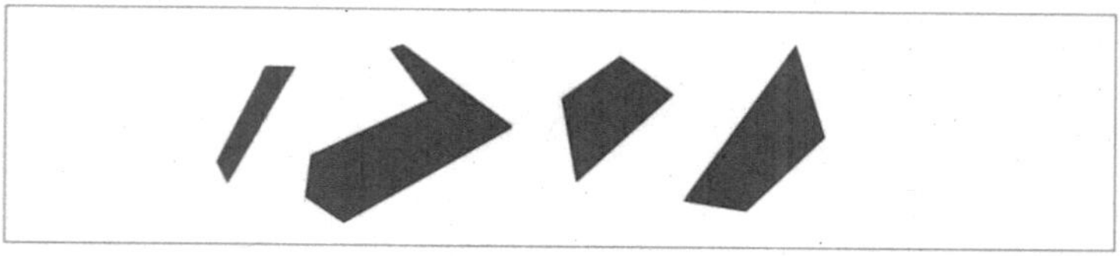

A	B	C	D	E

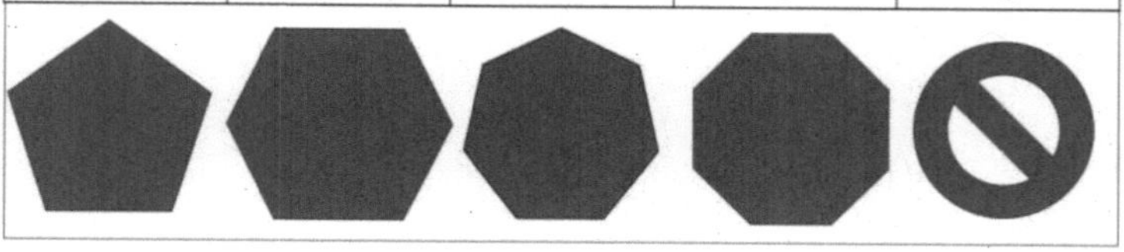

68.

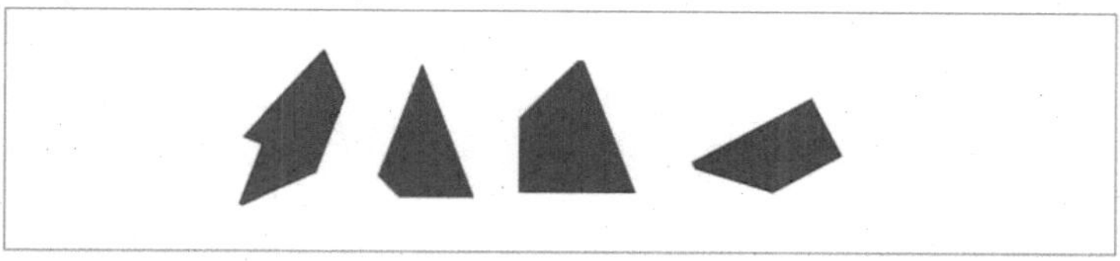

A	B	C	D	E

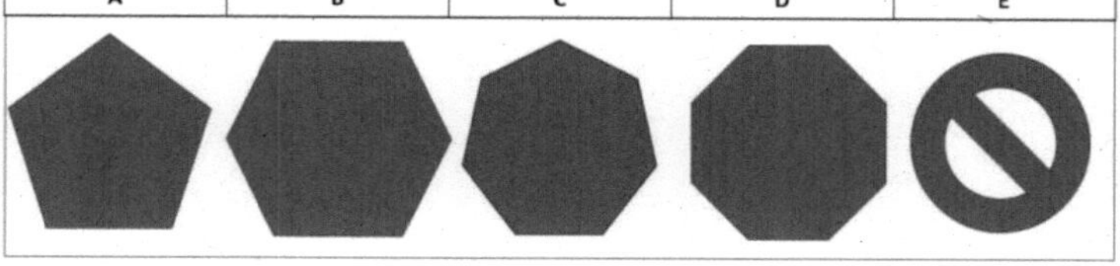

69.

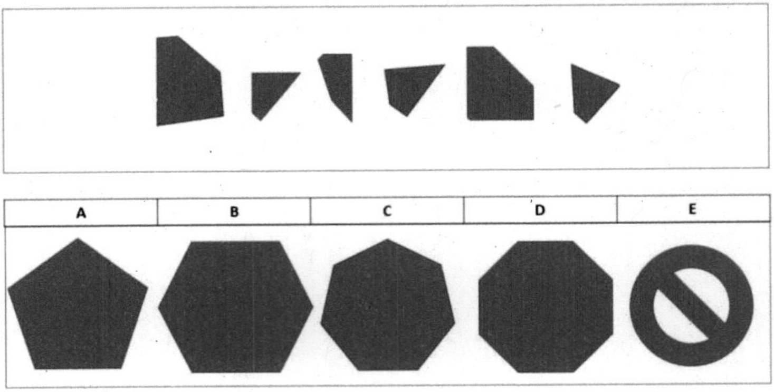

70.

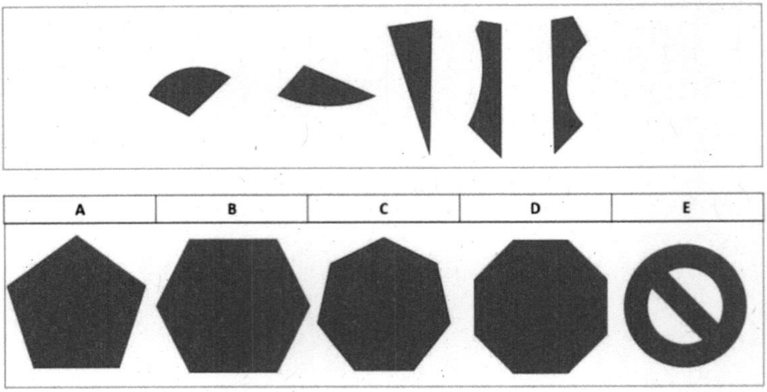

71.

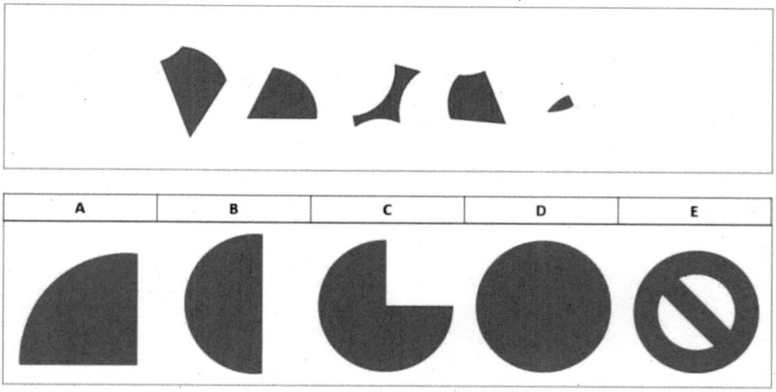

72.

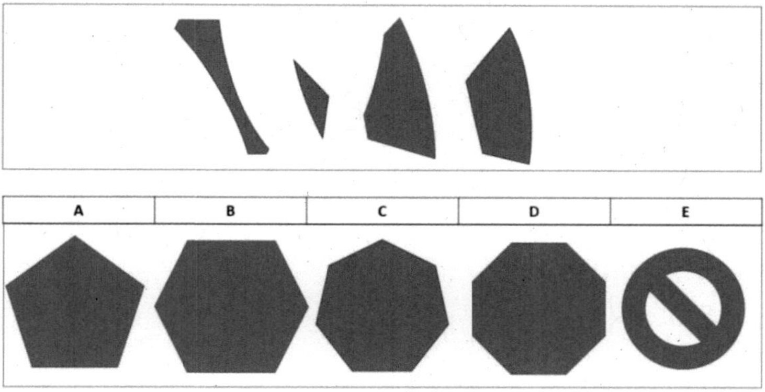

73.

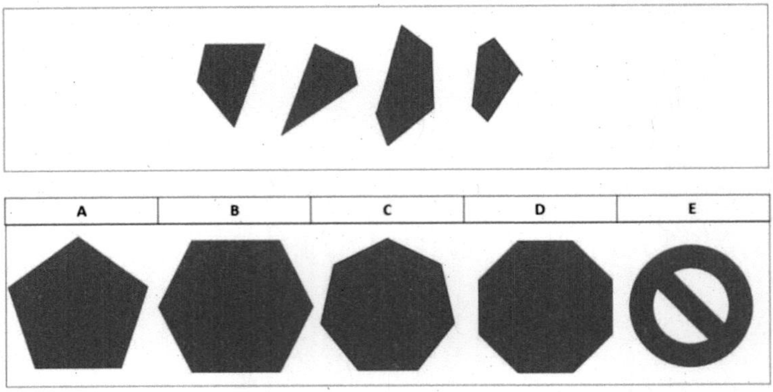

74.

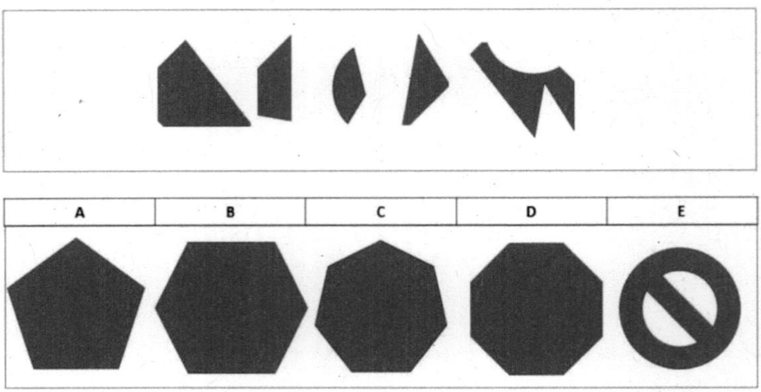

75.

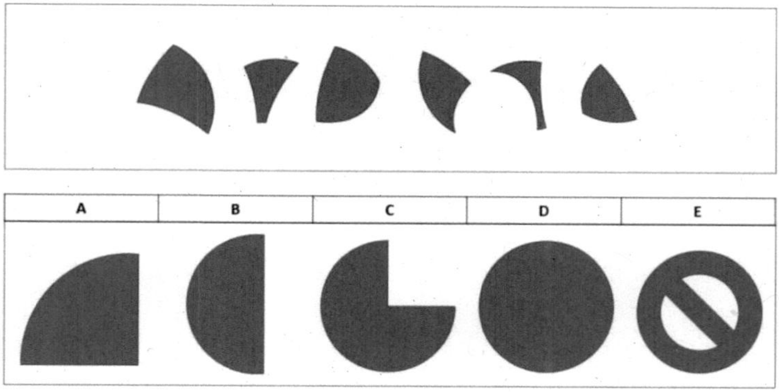

76.

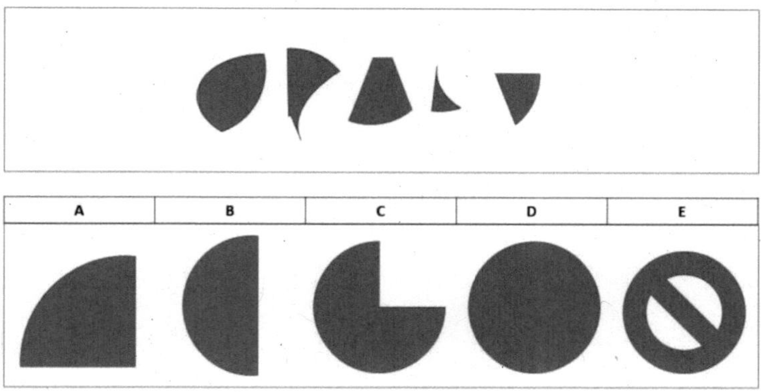

77.

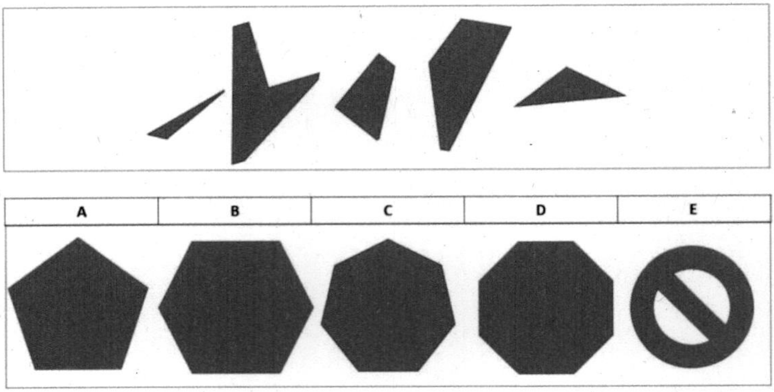

78.

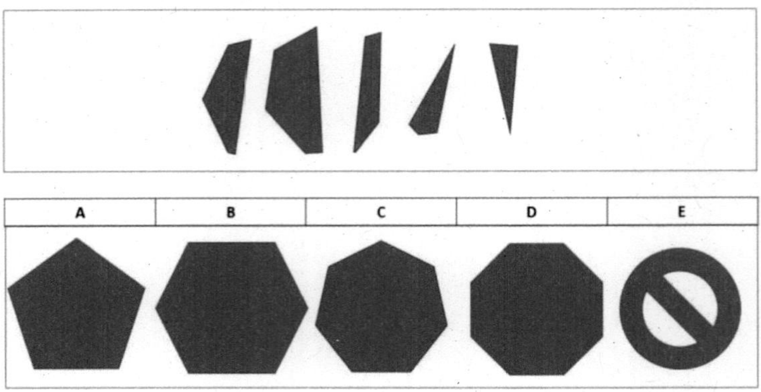

79.

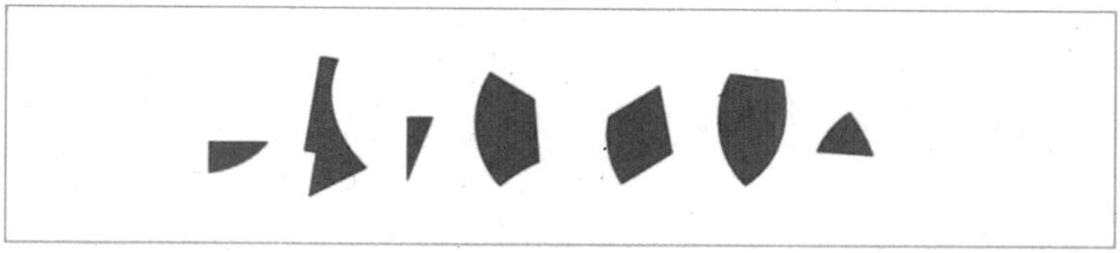

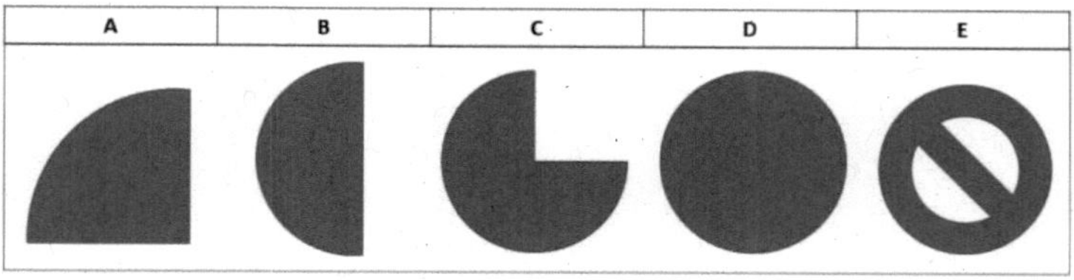

80.

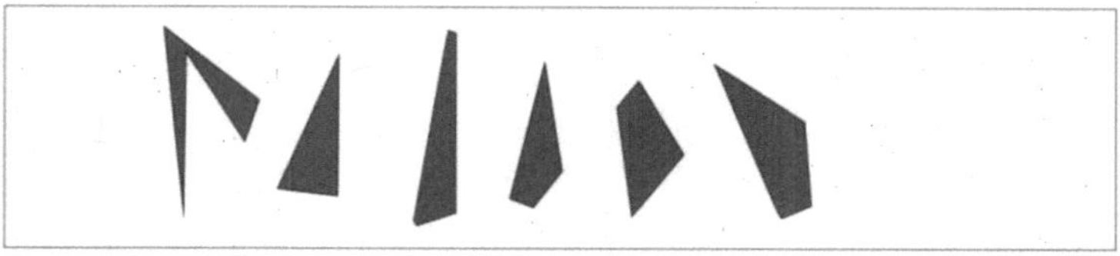

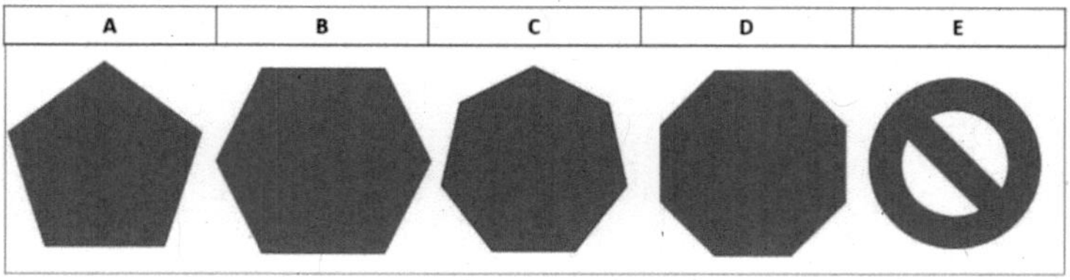

81.

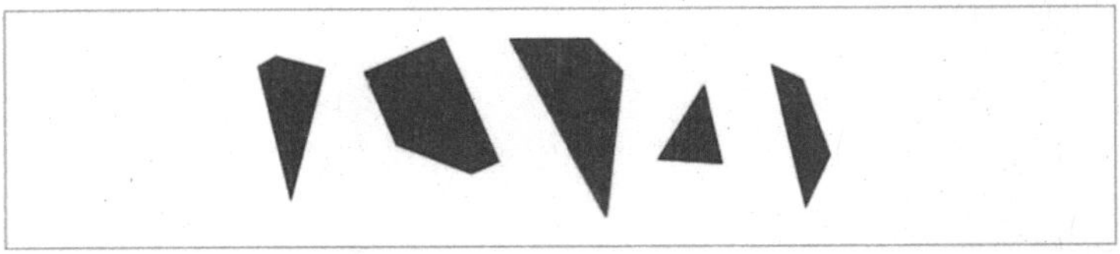

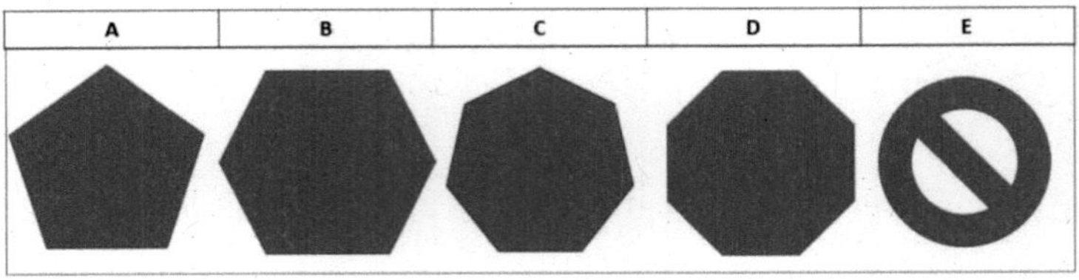

82.

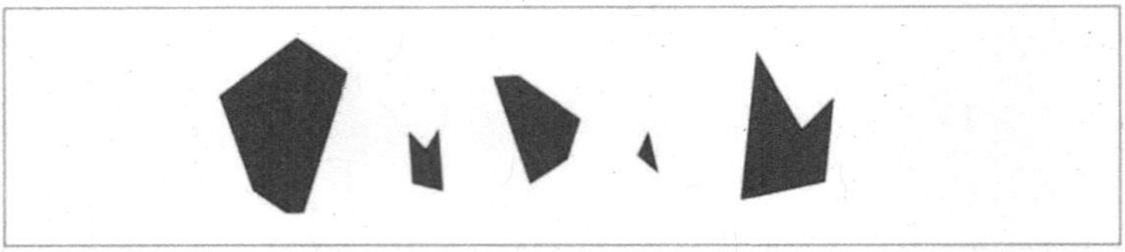

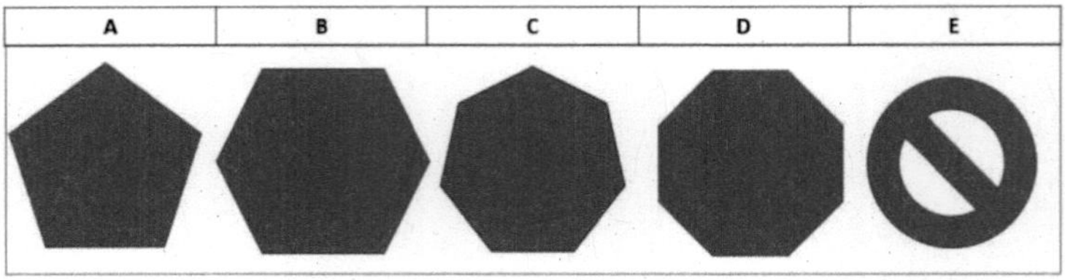

83.

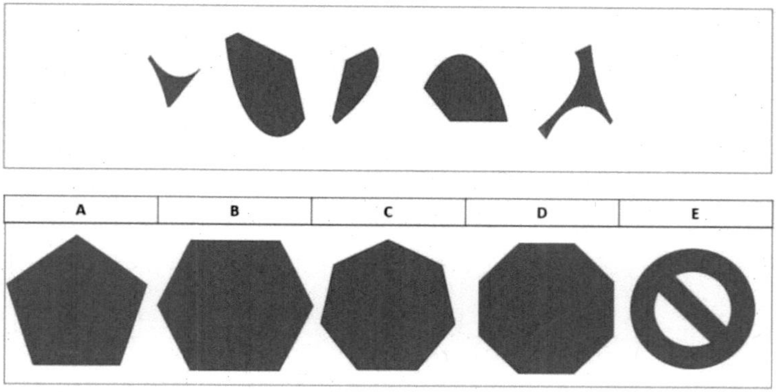

84.

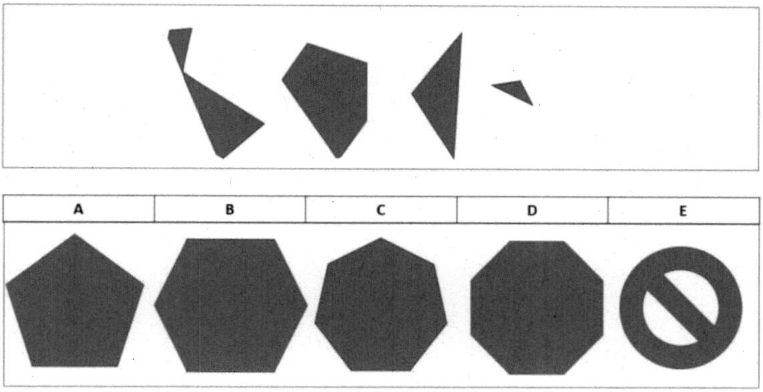

85.

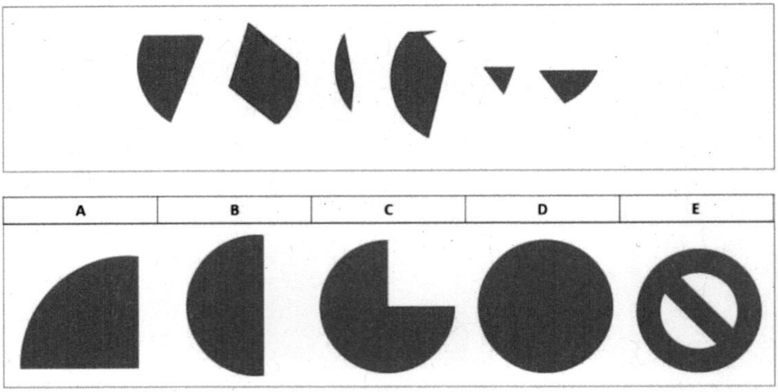

86.

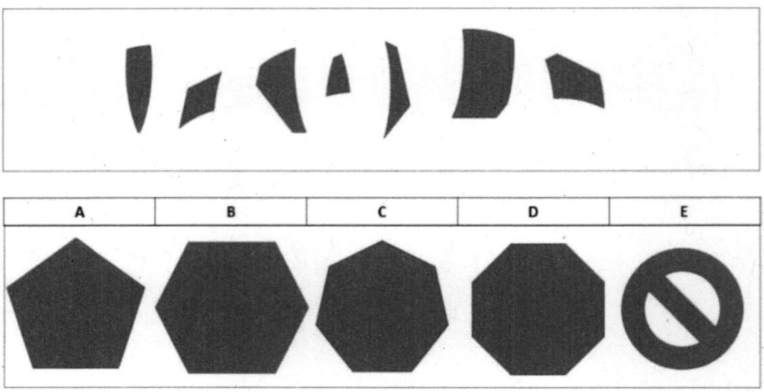

87.

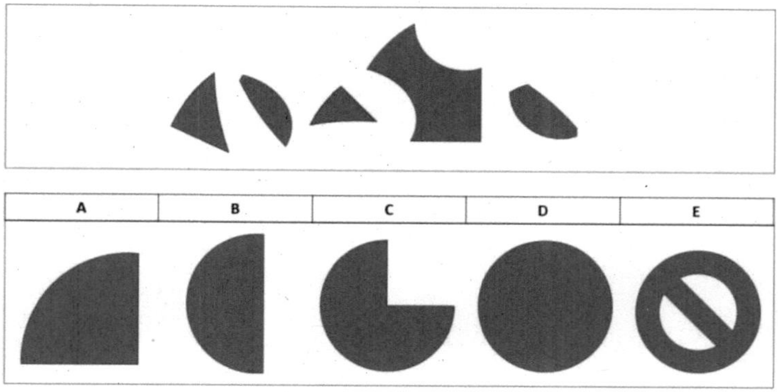

88.

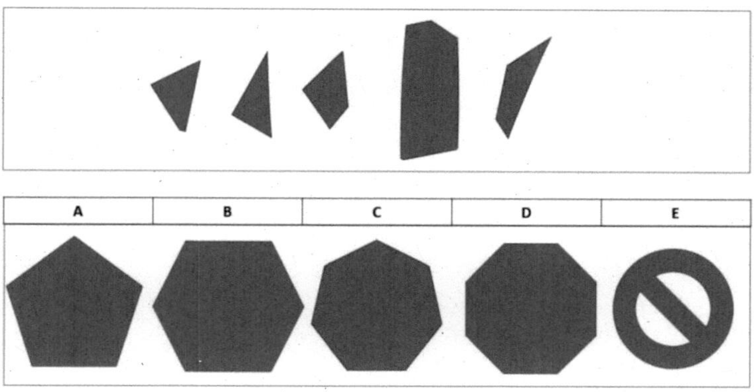

89.

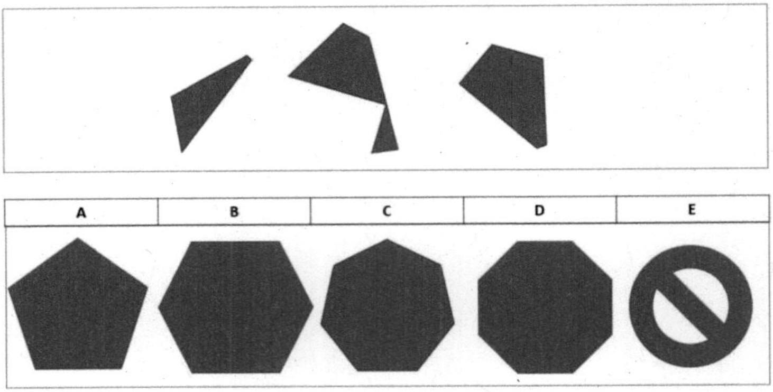

90.

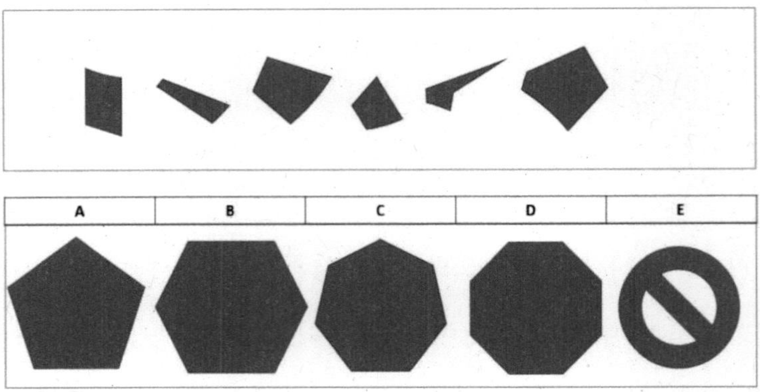

91.

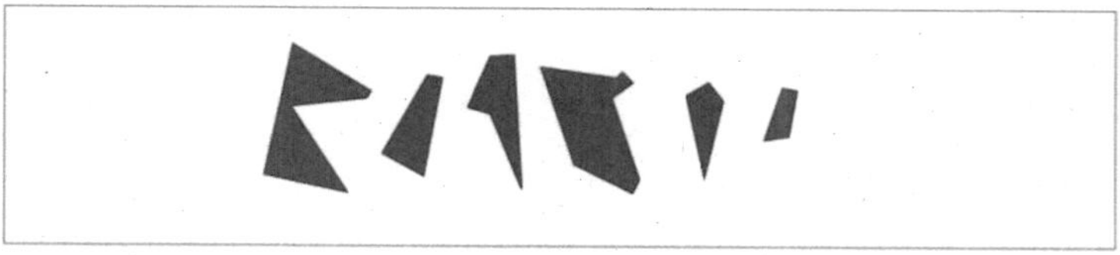

A	B	C	D	E

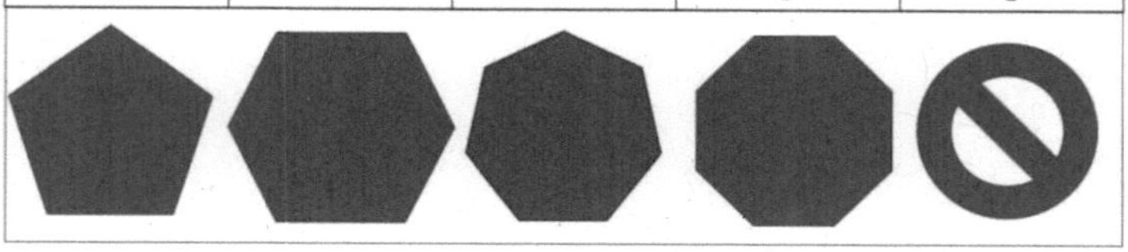

92.

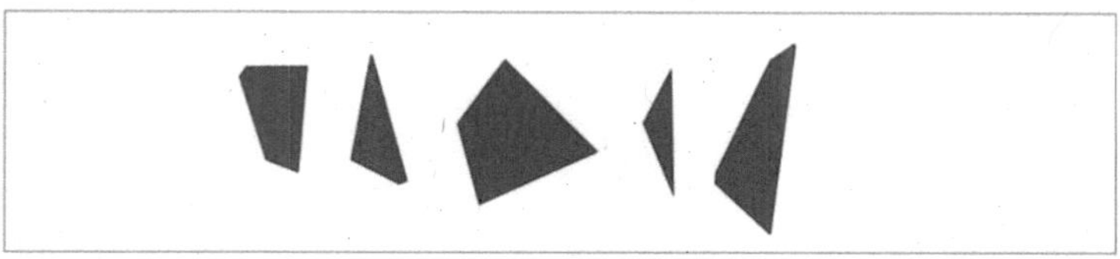

A	B	C	D	E

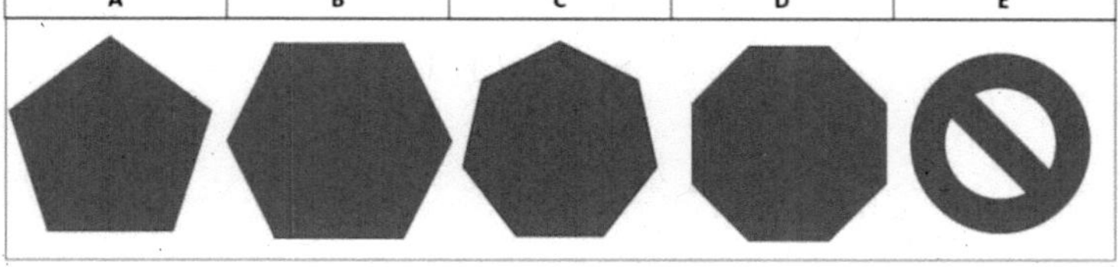

93.

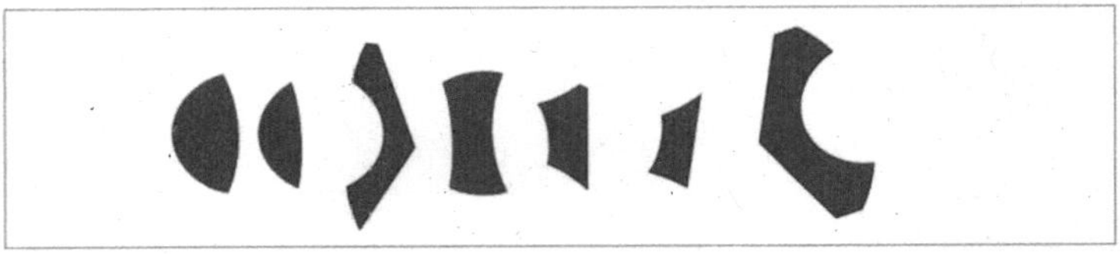

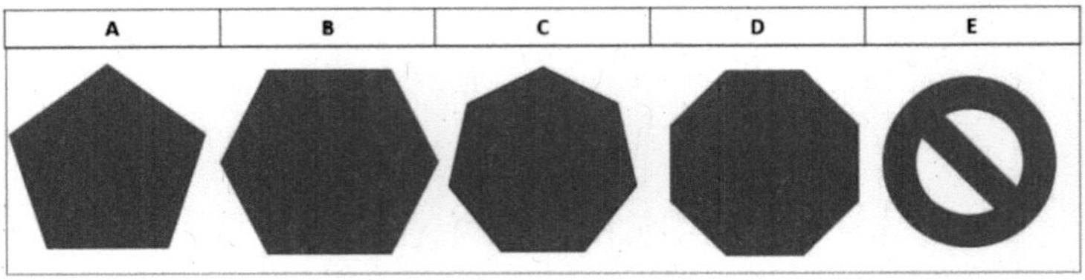

94.

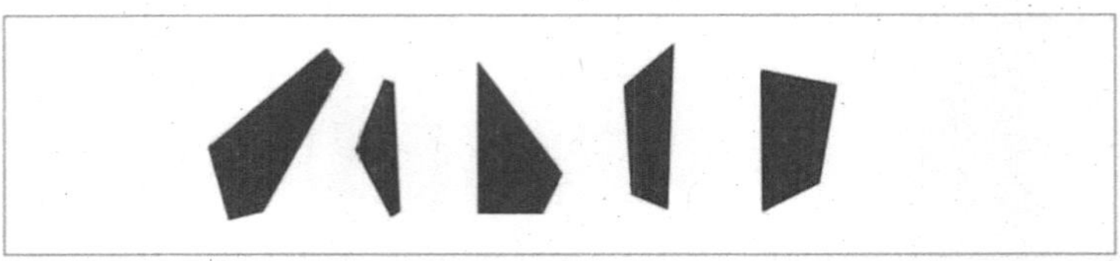

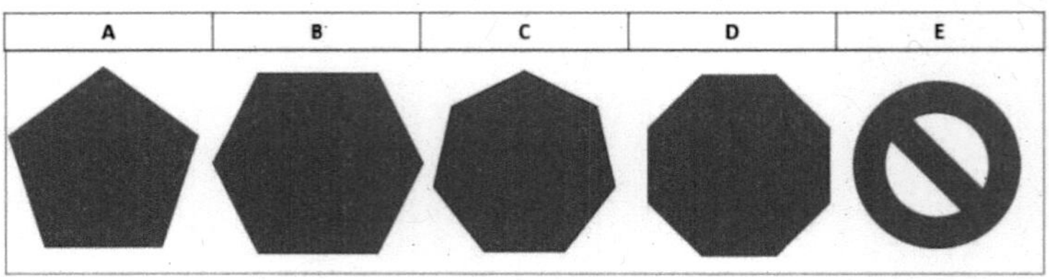

95.

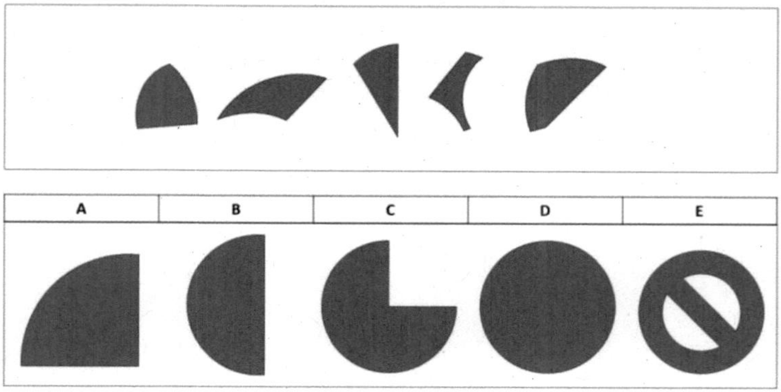

96.

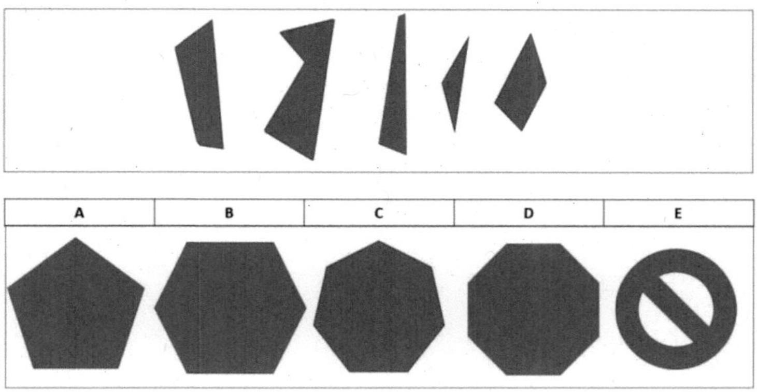

97.

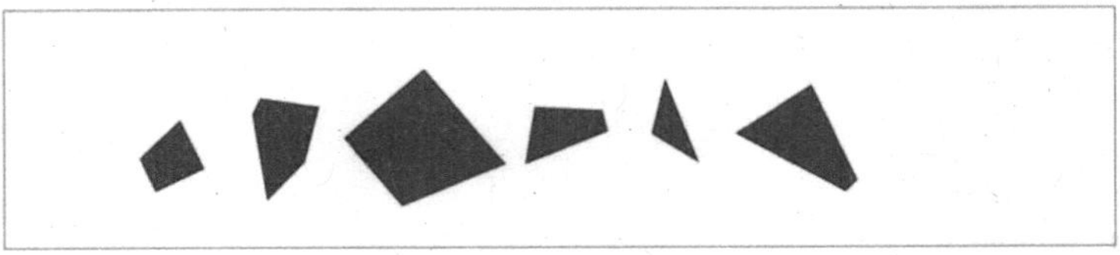

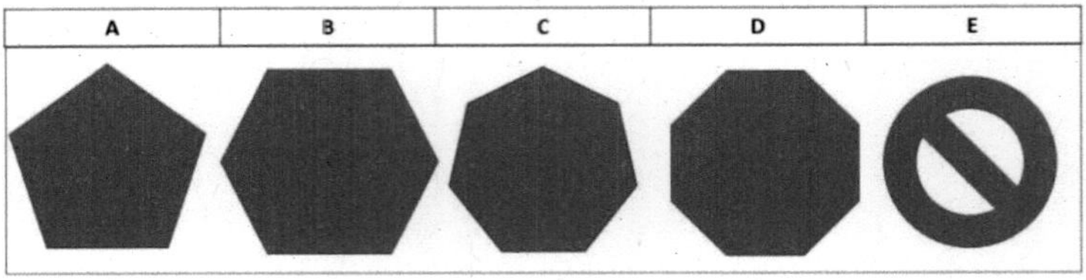

98.

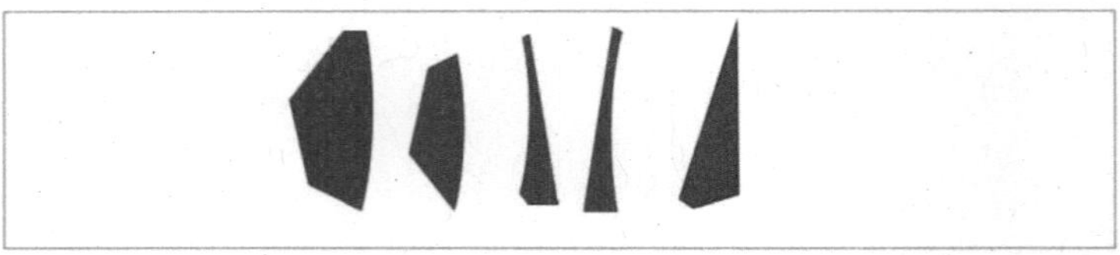

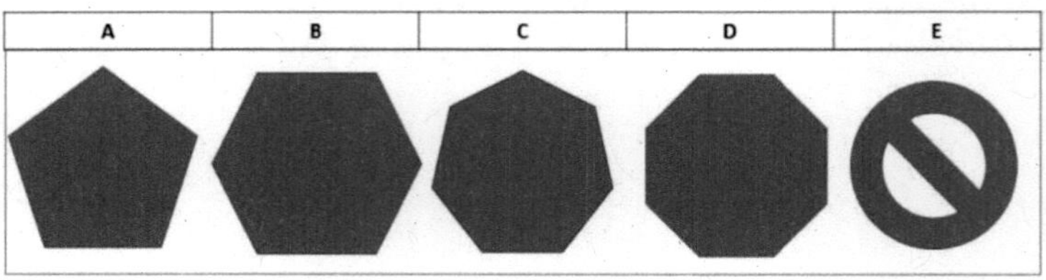

99.

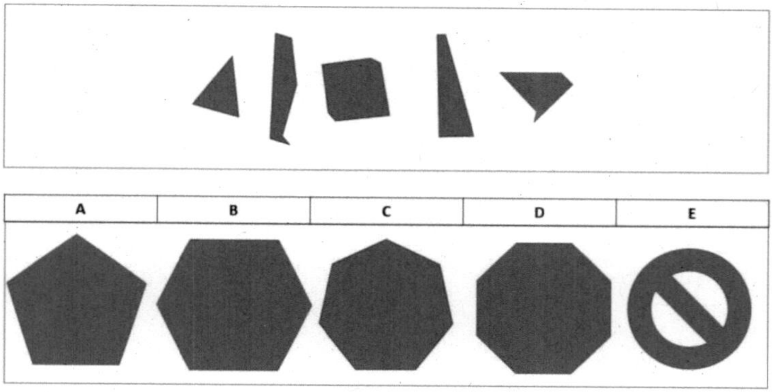

100.

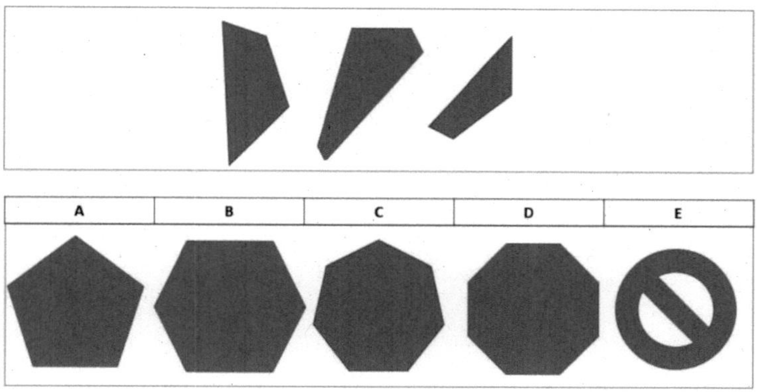

101.

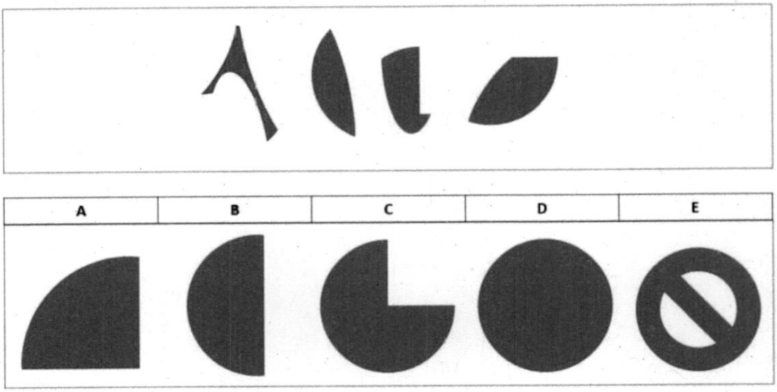

102.

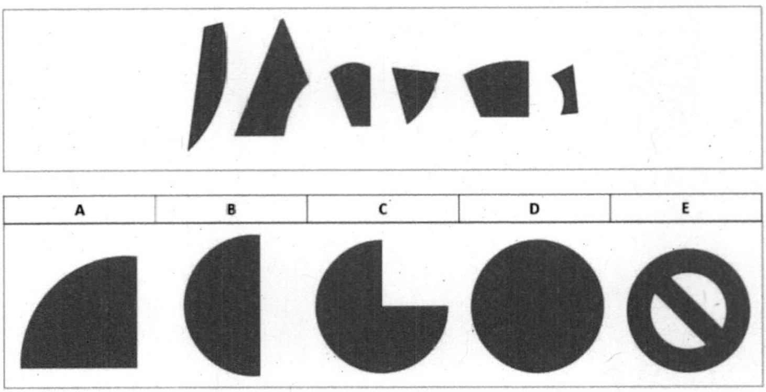

103.

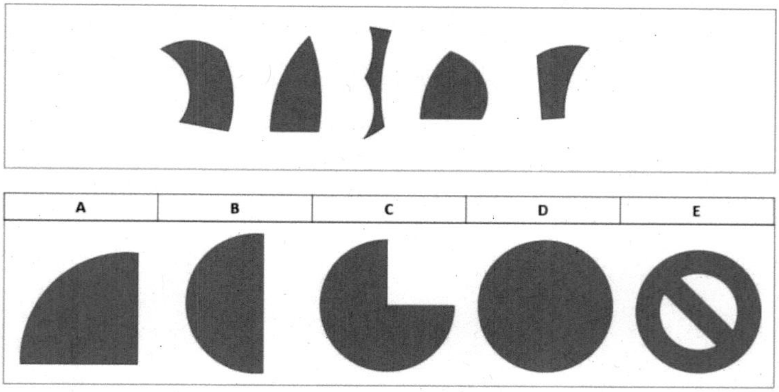

104.

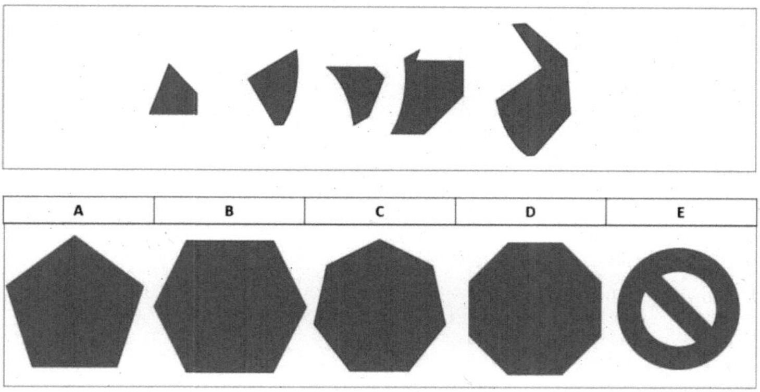

105.

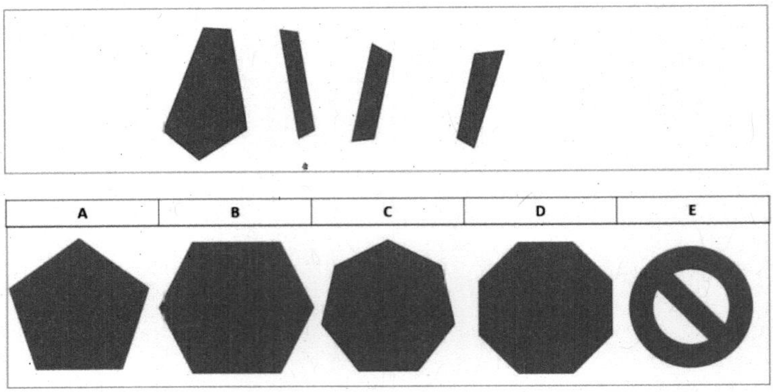

106.

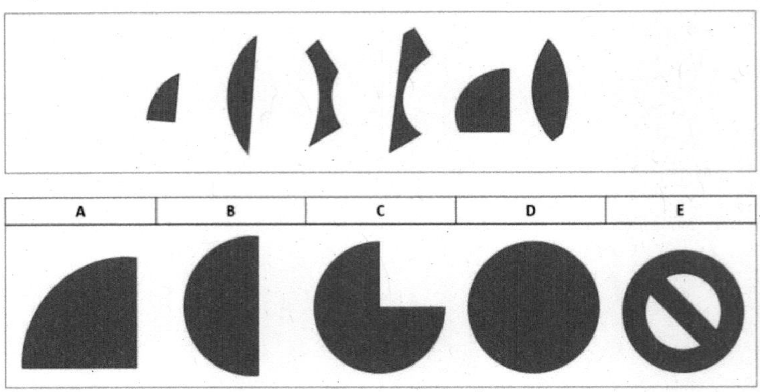

107.

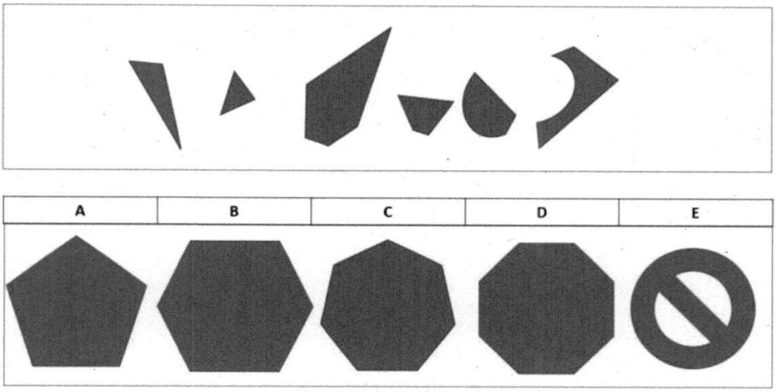

108.

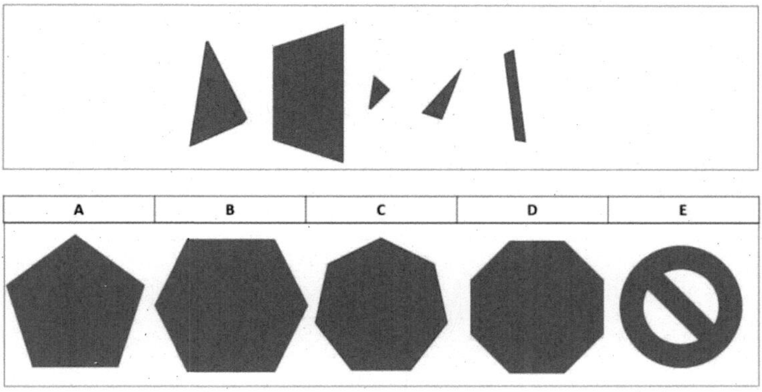

Lösungen: Figuren zusammensetzen

1. B	21. E	41. C	61. C	81. D	101. C
2. D	22. E	42. D	62. C	82. A	102. A
3. A	23. C	43. C	63. A	83. C	103. A
4. C	24. D	44. B	64. B	84. A	104. D
5. D	25. A	45. D	65. A	85. D	105. A
6. D	26. E	46. B	66. E	86. C	106. B
7. E	27. D	47. D	67. B	87. A	107. A
8. E	28. B	48. B	68. D	88. D	108. A
9. A	29. A	49. E	69. D	89. A	
10. B	30. A	50. C	70. A	90. A	
11. D	31. D	51. D	71. E	91. E	
12. B	32. B	52. B	72. B	92. C	
13. C	33. C	53. D	73. C	93. B	
14. A	34. C	54. D	74. D	94. B	
15. D	35. B	55. A	75. D	95. B	
16. C	36. D	56. C	76. C	96. D	
17. B	37. C	57. B	77. B	97. A	
18. A	38. B	58. B	78. C	98. C	
19. B	39. C	59. C	79. C	99. E	
20. A	40. C	60. D	80. A	100. B	

Merkfähigkeit (Einprägphase)

Bei dieser Aufgabe wird dein Gedächtnis auf die Probe gestellt. Der Untertest „Merkfähigkeit'" teilt sich in zwei Phasen:

- **Die Merkphase:** Hier hast du acht Minuten Zeit, dir die Informationen von acht Allergieausweisen zu merken. Diese umfassen: Foto, Name, Geburtstag, Medikamenteneinnahme, Blutgruppe, Allergien, Ausweisnummer, Ausstellungsland.
- **Die Abrufphase:** Hier müssen in 25 Minuten (MedAT-H) beziehungsweise in 20 Minuten (MedAT-Z) 25 Fragen zu den Allergieausweisen beantwortet werden.

Zwischen den beiden Phasen absolvierst du in 40 Minuten die Untertests „Zahlenfolgen" und „Implikationen erkennen" (MedAT-H) beziehungsweise den Untertest „Wortflüssigkeit" (MedAT-Z). Deshalb ist es wichtig, die Lerninhalte nicht nur im Kurzzeitgedächtnis zu speichern!

Dieser Untertest gibt von allen kognitiven Untertests die meisten Punkte! Lerne also fleißig eine Strategie, wie du dir hier ALLE Punkte holen kannst. Wir erklären dir nun, mit welcher Methode Julia sich hier die volle Punktzahl gesichert hat.

Die Informationen

Am Schluss verpackst du alle Informationen in eine kleine Geschichte. Das erklären wir am Schluss. Zunächst erfährst du, wie du dir die einzelnen Informationen zurechtlegst, um sie später in eine Geschichte einzubauen.

Das Foto
Die Fotos werden von den Testautoren bewusst so gewählt, dass die Personen sich ähnlich sehen (dabei haben dann z.B. mehrere ungefähr dasselbe Alter oder es ist sogar auf zwei Bildern dieselbe Person zu sehen, nur mit einer anderen Frisur). Hier solltest du dir eine **markante** Sache beispielsweise im Gesicht der Person aussuchen, die du dir besonders merkst.

Der Name

Die Namen sind immer willkürliche Buchstabenzusammensetzungen. Hier solltest du ein ähnliches Wort basteln, das dann zu einer **Eigenschaft** der Person auf dem Foto wird.

Beispiel: Ist der Name **KFIZL** so merkst du dir, dass die Person beruflich **KFZ**-Mechaniker ist. Das reicht absolut aus, schließlich musst du den Namen später nur erkennen und nicht genau wiedergeben können.

Das Geburtsdatum

Das Geburtsdatum wird als Tag und Monat angegeben (ohne Geburtsjahr). Für den Monat machst du eine Liste mit je einer Person für jeden Monat, die in diesem Monat Geburtstag hat. Lerne diese Liste auswendig.

Januar: Mama
Februar: Opa
...

Für den Tag machst du eine Liste mit 31 Dingen, die man essen kann. Auch diese Liste musst du im Schlaf können.

1 Karotte
2 Kirschen
3 Pizza
...

Später wird die Person (der Monat) das essen, was den Tag kodiert. Wenn das Geburtsdatum also der 1. Januar ist, dann isst deine Mama eine Karotte.

Medikamenteneinnahme

Hier steht im Allergieausweis nur **Ja** oder **Nein**. Das merkst du dir so: Bei Ja ist die Person auf dem Foto nackt, bei Nein nicht.

Die Blutgruppe

In den Allergieausweisen steht entweder A, B, AB oder 0.

A: Die Person auf dem Foto sitzt in einem Auto (Stelle dir das bildlich vor! Am besten etwas Einprägsames wie ein rotes Cabrio oder was sonst zu der Person passt.)

B: Die Person auf dem Foto ist auf einem Bike unterwegs (Fahrrad, Motorrad oder was du dir sonst gut merken kannst)
AB: Die Person auf dem Foto ist mit ihrem Privatjet da (oder ein anderes Fahrzeug, das du dir gut merken kannst)
0: Die Person auf dem Foto ist ohne Fahrzeug unterwegs.

Bekannte Allergien
Für diese Information suchst du dir acht Orte aus. Jeder Ausweis bekommt einen Ort, wo sich die Geschichte abspielt. Julia hat damals acht Orte im Haus ihrer Eltern gewählt.

Julias Schlafzimmer
die Küche
das Büro des Vaters
der Garten
...

Je nach Information des Allergieausweises zu den Allergien hat sie dann entschieden, wo sich die jeweilige Geschichte des Ausweises abspielt und was dort für ein Gegenstand, der die Allergie repräsentiert, zu finden ist. War die Person auf dem Allergieausweis zum Beispiel Lactose-intolerant, so spielte sich die Geschichte in der Küche ab, wo sie gerade Milch auf dem Boden verschüttet hat. War die Person auf dem Allergieausweis beispielsweise allergisch gegen Hummelstiche, so spielte sich die Geschichte im Garten ab, wo sie gerade panische Angst vor einer herumschwirrenden Hummel hat. Theoretisch kann hier alles Mögliche als Allergie angegeben werden, einige Dinge sind aber besonders häufig und hierfür kannst du dir schon einmal Gegenstände überlegen.

- Lactoseintoleranz -> Milch
- Histamin -> Käse
- Hummelstich -> Hummel
- Birke -> Baum
- Pollen -> Blumen
- Barbiturate -> Tabletten

Die Ausweisnummer
Die Ausweisnummer wird als fünfstellige Zahl angegeben. In der Abrufphase wird relativ genau nachgefragt (Bei den Antwortmöglichkeiten unterscheiden sich die Zahlen nur um ein oder zwei Ziffern). Lerne hier die ERSTEN VIER Stellen der Zahl auswendig! Das reicht normalerweise, um alle Fragen beantworten zu können. Auch hier kodierst du die Zahlen wieder, und zwar wie folgt:

Ziffer 1 = Tier
0. Orang-Utan
1. Lachs
2. Zebra
3. Delphin
4. Vogel
...

Du kannst natürlich irgendwelche Tiere nehmen. Julia hat damals Tiere gewählt, die denselben Anfangsbuchstaben haben wie die Ziffer.

Ziffer 2 = Kleidung des Tieres. Was hat das Tier an?
0. Handtasche
1. Tanga
2. BH
3. Hut
...

Umso verrückter, desto besser.

Ziffer 3 = Was frisst das Tier?
0. Bier
1. Popcorn
2. Eis
3. Kokain
4. sich selbst

Es gilt wieder: Umso verrückter, desto besser.

Zahl 4 = Waffe, mit der das Tier getötet wird
0. Pistole

1. Messer
2. Klavier fällt auf den Kopf
3. Kettensäge

...

Es ist SEHR WICHTIG, dass alle Ziffern etwas mit dem Tier zu tun haben! So weißt du später, dass diese Gegenstände zusammengehören (und die Ausweisnummer bilden).

Das Ausstellungsland

Für das Ausstellungsland merkst du dir, dass die Person auf dem Foto und die Person, die den Geburtstag kodiert, sich im Urlaub in diesem Land kennengelernt haben. Anhand eines Bespielausweises erklären wir nun, wie du eine solche Geschichte zusammenbaust.

Foto
Name: ̦RKALTZER
Geburtsdatum: 1. Januar
Medikamenteneinnahme: JA
Blutgruppe: B
Allergien: Hausstaub
Ausweisnummer: 01234
Ausstellungsland: England

Die Geschichte

Die Dame auf dem Foto ist verrückt nach **Katzen** (Name). Sie war vor einiger Zeit in **England** (Ausstellungsland), um sich dort eine Britisch Kurzhaar Katze zu kaufen. Dort hat sie meine **Mama** kennengelernt, welche an einer **Karotte** knabbert (Geburtsdatum). Die Dame ist **nackt** (Medikamenteneinnahme) mit dem **Motorrad/Bike** (Blutgruppe) bei uns zu Hause aufgetaucht, um meine Mama zu besuchen. Nun sitzen die beiden im **staubigen Büro** meines Vaters (Allergie). Aufgrund ihrer Hausstauballergie muss die Dame deshalb unaufhörlich niesen. Unser Hausmädchen, ein **Orang-Utan** (erste Ziffer der Ausweisnummer), dessen Uniform aus einem pinken **Tanga** (zweite Ziffer der Ausweisnummer) besteht, bemüht sich deshalb, den Staub mit einer Hand mit einem Staubwedel wegzufegen, während sie mit der anderen Hand ein tropfendes **Eis** (dritte Ziffer der Ausweisnummer) isst. Als meine Mutter sieht, dass das Eis den ganzen Fußboden vollkleckert, schnappt sie sich eine **Kettensäge** (vierte Ziffer der Ausweisnummer) und zerstückelt damit unser Hausmädchen brutal.

Stelle dir bildlich vor, wie da diese verrückte Cat-Lady splitternackt gegenüber deiner Mama im Büro sitzt und andauernd niest. Vor ihr auf dem Tisch steht der Motorradhelm. Hinter deiner Mama läuft ein Orang-Utan im pinken Tanga rum und staubt mit einem Eis in der Hand ab, welches den ganzen Boden vollsaut. Deine Mama verliert schließlich die Geduld und zieht plötzlich eine Kettensäge unter dem Schreibtisch hervor und zerstückelt den Orang-Utan.

Aufgrund der Hausstauballergie der Dame hätte ich mich hier für das Büro als Raum entschieden. Wenn bei deinen acht Räumen kein Büro dabei ist, nimm einfach irgendetwas anderes. Überall kann Staub sein! Einfach der Kreativität freien Lauf lassen. Vielleicht merkst du es dir sogar umso besser, wenn in deinem Garten alles voller Staub ist. Wie gesagt: Umso verrückter, desto besser.

Bei diesem Testteil darfst du es mit der Übung nicht übertreiben. Wenn du zu viele Ausweise pro Tag lernst, kommst du zwischen den Geschichten durcheinander. Wir empfehlen nicht mehr als ein Übungsset (acht Ausweise und 25 Fragen dazu) pro Tag. Halte auch die 40-minütige Pause zwischen der Merkphase und der Abrufphase stets ein und übe den Untertest idealerweise gleich in Kombination mit den Untertests, die während der Pause stattfinden würden (siehe oben).

Es ist wichtig, dass du von Beginn an unter Zeitdruck arbeitest, trotzdem kannst du beim Üben mit etwas mehr Zeit beginnen (z. B. zehn Minuten für acht Ausweise) und die Zeit dann reduzieren, denn du wirst sehen, du wirst immer besser darin werden, die Geschichten zu bauen. Voraussetzung ist jedoch, dass du das System perfekt beherrschst. Deine Kodierungen solltest du JEDEN TAG wiederholen. Das muss sitzen! Im MedAT hast du dann keine Zeit, dir zu überlegen, was jetzt noch mal für ein Tier die Ziffer 7 war.

Wichtig: Die letzten Tage vor dem MedAT darfst du diesen Untertest NICHT mehr üben! Wiederhole nur dein System und die Kodierungen. So vermeidest du, dass du Informationen mit denen von früheren Geschichten verwechselst. Beim MedAT solltest du einen freien Kopf für NEUE Geschichten haben. Bedenke: 90 % der Arbeit für diesen Untertest findet bereits vorher zu Hause statt, indem du dein System perfektionierst.

Übungsbeispiele Merkfähigkeit Set 1

Allergieausweis

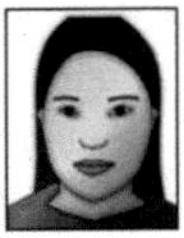

Name: NELA
Geburtstag: 29. Oktober
Medikamente: JA
Blutgruppe: A
Allergie: Roggen, Krebstiere
Ausweisnummer: 14159
Ausstellungsland: Kroatien

Allergieausweis

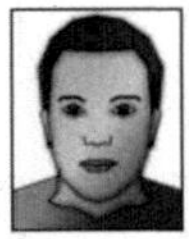

Name: ABUL
Geburtstag: 2. April
Medikamente: NEIN
Blutgruppe: 0
Allergie: Eier
Ausweisnummer: 26535
Ausstellungsland: Österreich

Allergieausweis

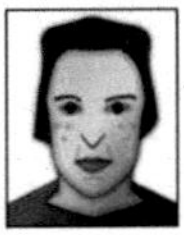

Name: KRISA
Geburtstag: 18. August
Medikamente: NEIN
Blutgruppe: B
Allergie: Katzen, Histamin,
Ausweisnummer: 89793
Ausstellungsland: Russland

Allergieausweis

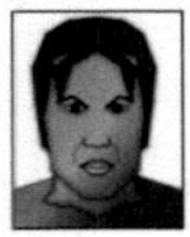

Name: MUTIL
Geburtstag: 17. Juni
Medikamente: NEIN
Blutgruppe: AB
Allergie: Sulfite, Sellerie
Ausweisnummer: 23846
Ausstellungsland: Italien

Allergieausweis

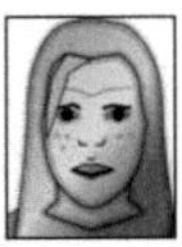

Name: DUNA
Geburtstag: 23. Mai
Medikamente: JA
Blutgruppe: B
Allergie: Schalenfrüchte, Katzen
Ausweisnummer: 26433
Ausstellungsland: Schweden

Allergieausweis

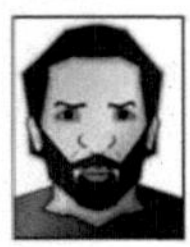

Name: VANGT
Geburtstag: 31. Januar
Medikamente: JA
Blutgruppe: 0
Allergie: Schwefeldioxid, Zinn
Ausweisnummer: 83279
Ausstellungsland: Dänemark

Allergieausweis

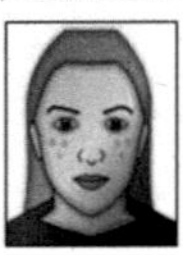

Name: HILDI
Geburtstag: 10. Oktober
Medikamente: NEIN
Blutgruppe: AB
Allergie: Senf, Grässer, ASS
Ausweisnummer: 50288
Ausstellungsland: Wales

Allergieausweis

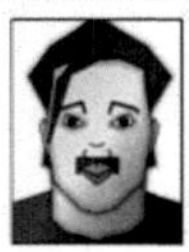

Name: STUVE
Geburtstag: 12. Februar
Medikamente: NEIN
Blutgruppe: B
Allergie: Tabak, Penicillin
Ausweisnummer: 41971
Ausstellungsland: England

1. In welchem Land wurde der Ausweis mit der Nummer 89793 ausgestellt?
a) Dänemark
b) Kroatien
c) Russland
d) England
e) Keine der Aussagen ist korrekt.

2. Welche Allergien hat die Person, die am 23. Mai Geburtstag hat?
a) ASS
b) Sulfite
c) Tabak
d) Schalenfrüchte
e) Keine der Aussagen ist korrekt.

3. Welche Person hat die Blutgruppe AB?
a) HILDI
b) KRISA
c) VANGT
d) GERUB
e) Keine der Aussagen ist korrekt.

4. Wie lautet die Ausweisnummer von POLINA?
a) 74944
b) 78164
c) 78324
d) 70843
e) Keine der Aussagen ist korrekt.

5. Wann hat die Person mit der Eier-, Zinn- und Sulfit-Allergie Geburtstag?
a) 7. Januar
b) 30. April
c) 18. August
d) 31. Januar
e) Keine der Aussagen ist korrekt.

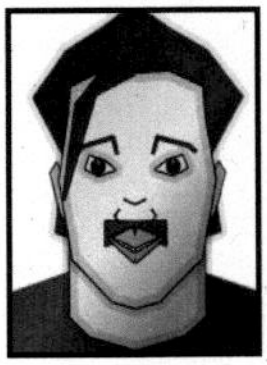

6. In welchem Land wurde der Ausweis dieser Person ausgestellt?
a) Schweden
b) Italien
c) Russland
d) England
e) Keine der Aussagen ist korrekt.

7. Welche Allergie hat VANGT?
a) Katzen
b) Schwefeldioxid
c) Gräser
d) Penicillin
e) Keine der Aussagen ist korrekt.

8. Welche Person nimmt Medikamente ein?
a) NELA
b) ABUL
c) KRISA
d) MUTIL
e) Keine der Aussagen ist korrekt.

9. Welcher Person gehört die Ausweisnummer 89793?
a) MUTIL
b) NELA
c) KRISA
d) HILDI
e) Keine der Aussagen ist korrekt.

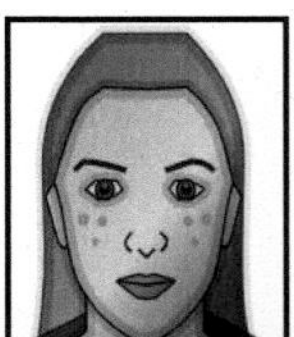

10. Gegen was ist diese Person allergisch?
a) Zinn
b) Histamin
c) Senf
d) Sellerie
e) Keine der Aussagen ist korrekt.

11. Welche Ausweisnummer hat die Person, deren Ausweis in Dänemark ausgestellt wurde?
a) 83279
b) 84529
c) 84638
d) 85289
e) Keine der Aussagen ist korrekt.

12. In welchem Land wurde der Ausweis dieser Person ausgestellt?

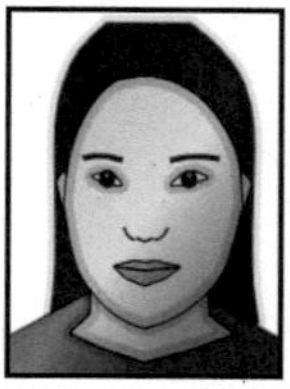

a) Italien
b) Schweden
c) Österreich
d) Kroatien
e) Keine der Aussagen ist korrekt.

13. Wo wurde der Ausweis der Peron ausgestellt, die eine Katzen-Allergie hat?
a) Dänemark
b) Österreich
c) Schweden
d) Kroatien
e) Keine der Aussagen ist korrekt.

14. Welche Person hat die Blutgruppe 0?
a) ABUL
b) NELA
c) KRISA
d) MUTIL
e) Keine der Aussagen ist korrekt.

15. Welche Person hat eine Allergie gegen Krebstiere?
a) ABUL
b) MUTIL
c) DUNA
d) VANGT
e) Keine der Aussagen ist korrekt.

16. Welche Person hat im Juni Geburtstag?
a) KRISA
b) HILDI
c) STUVE
d) MUTIL
e) Keine der Aussagen ist korrekt.

17. Gegen was ist die Person mit der Ausweisnummer 26433 allergisch?
a) Zinn
b) Schalenfrüchte
c) Penicillin
d) Sellerie
e) Keine der Aussagen ist korrekt.

18. In welchem Land wurde der Ausweis mit der Nummer 50288 ausgestellt?
a) Italien
b) Wales
c) Russland
d) Dänemark
e) Keine der Aussagen ist korrekt.

19. Welche Person nimmt keine Medikamente ein?
a) VANGT
b) DUNA
c) KRISA
d) NELA
e) Keine der Aussagen ist korrekt.

20. Gegen was ist MUTIL allergisch?
a) Sulfite
b) Histamin
c) Zinn
d) Katzen
e) Keine der Aussagen ist korrekt.

21. Welche Person ist allergisch gegen Roggen?
a) NELA
b) MUTIL
c) VANGT
d) DUNA
e) Keine der Aussagen ist korrekt.

22. In welchem Land wurde der Ausweis dieser Person ausgestellt?
a) Schweden
b) Dänemark
c) Russland
d) Italien
e) Keine der Aussagen ist korrekt.

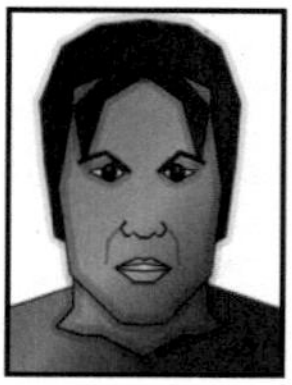

23. Welche Person ist allergisch gegen Eier?
a) NELA
b) KRISA
c)MUTIL
d) VANGT
e) Keine der Aussagen ist korrekt.

24. Wie lautet die Ausweisnummer des Ausweises, der in Dänemark ausgestellt wurde?
a) 26433
b) 23846
c) 14159
d) 26535
e) Keine der Aussagen ist korrekt.

25. Wie lautet die Ausweisnummer der Person, die am 2. April Geburtstag hat?
a) 26433
b) 83279
c) 89793
d) 26535
e) Keine der Aussagen ist korrekt.

Lösungen: Übungsbeispiele Merkfähigkeit Set 1

1. c)	10. c)	19. c)
2. d)	11. a)	20. a)
3. a)	12. d)	21. a)
4. e)	13. c)	22. d)
5. b)	14. a)	23. e)
6. d)	15. e)	24. e)
7. b)	16. d)	25. d)
8. a)	17. b)	
9. c)	18. b)	

Übungsbeispiele Merkfähigkeit Set 2

Allergieausweis

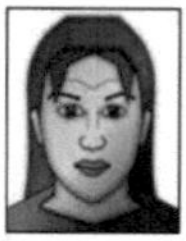

Name: ZWIDO
Geburtstag: 09. Juli
Medikamente: JA
Blutgruppe: 0
Allergie: Erdnüsse, Mandeln
Ausweisnummer: 69399
Ausstellungsland: Türkei

Allergieausweis

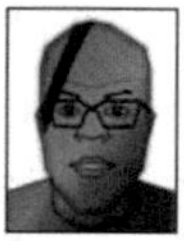

Name: KUVID
Geburtstag: 19. Dezember
Medikamente: JA
Blutgruppe: AB
Allergie: Mandeln, Milch
Ausweisnummer: 37510
Ausstellungsland: Schweden

Allergieausweis

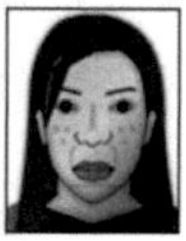

Name: FITA
Geburtstag: 13. November
Medikamente: NEIN
Blutgruppe: 0
Allergie: Hunde, Kupfer
Ausweisnummer: 58209
Ausstellungsland: Niederlande

Allergieausweis

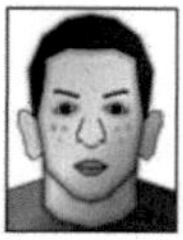

Name: OLUM
Geburtstag: 30. April
Medikamente: JA
Blutgruppe: B
Allergie: Eier, Zinn, Sulfite
Ausweisnummer: 74944
Ausstellungsland: Ukraine

Allergieausweis

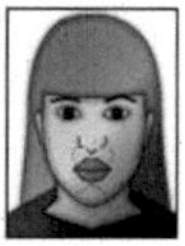

Name: POLINA
Geburtstag: 19. November
Medikamente: JA
Blutgruppe: B
Allergie: keine
Ausweisnummer: 59230
Ausstellungsland: Spanien

Allergieausweis

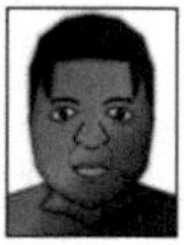

Name: GERUB
Geburtstag: 7. Januar
Medikamente: JA
Blutgruppe: B
Allergie: Weichtiere, Käse
Ausweisnummer: 78164
Ausstellungsland: Portugal

Allergieausweis

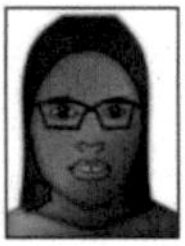

Name: SMITA
Geburtstag: 08. Mai
Medikamente: NEIN
Blutgruppe: AB
Allergie: Lupinen, Sojabohnen
Ausweisnummer: 06286
Ausstellungsland: Finnland

Allergieausweis

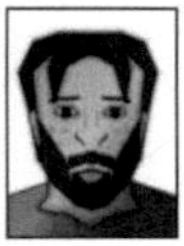

Name: XUNIF
Geburtstag: 11. Juni
Medikamente: JA
Blutgruppe: A
Allergie: Kobalt, Gluten
Ausweisnummer: 20899
Ausstellungsland: Frankreich

1. In welchem Land wurde der Ausweis dieser Person ausgestellt?

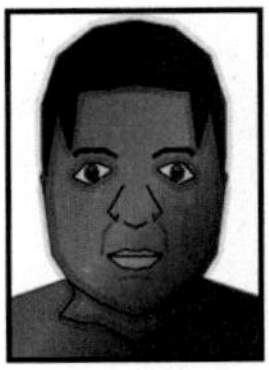

a) Frankreich
b) Spanien
c) Portugal
d) Finnland
e) Keine der Aussagen ist korrekt.

2. Welche Person ist allergisch gegen Gluten?
a) XUNIF
b) OLUM
c) POLINA
d) SMITA
e) Keine der Aussagen ist korrekt.

3. Wie lautet die Ausweisnummer des Ausweises, der in Finnland ausgestellt wurde?
a) 06286
b) 20899
c) 74944
d) 58209
e) Keine der Aussagen ist korrekt.

4. Welche Allergien hat die Person, die am 11. Juni Geburtstag hat?
a) Käse
b) Milch
c) Mandeln
d) Erdnüsse
e) Keine der Aussagen ist korrekt.

5. Welche Person nimmt keine Medikamente ein?
a) ZWIDO
b) KUVID
c) FITA
d) OLUM
e) Keine der Aussagen ist korrekt.

6. Welche Ausweisnummer hat die Person, deren Ausweis in Spanien ausgestellt wurde?
a) 59230
b) 58209
c) 69399
d) 37510
e) Keine der Aussagen ist korrekt.

7. In welchem Land wurde der Ausweis mit der Nummer 74944 ausgestellt?
a) Finnland
b) Portugal
c) Ukraine
d) Frankreich
e) Keine der Aussagen ist korrekt.

8. Welche Person hat die Blutgruppe AB?
a) FITA
b) OLUM
c) SMITA
d) XUNIF
e) Keine der Aussagen ist korrekt.

9. Welche Person ist allergisch gegen Hunde?
a) XUNIF
b) POLINA
c) OLUM
d) FITA
e) Keine der Aussagen ist korrekt.

10. In welchem Land wurde der Ausweis dieser Person ausgestellt?
a) Schweden
b) Ukraine
c) Spanien
d) Niederlande
e) Keine der Aussagen ist korrekt.

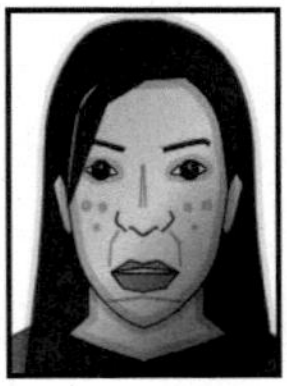

11. In Welchem Land wurde der Ausweis der Person ausgestellt, die eine Allergie gegen Milch hat?
a) Schweden
b) Türkei
c) Spanien
d) Frankreich
e) Keine der Aussagen ist korrekt.

12. Welche Person ist gegen nichts allergisch?
a) OLUM
b) POLINA
c) XUNIF
d) SMITA
e) Keine der Aussagen ist korrekt.

13. Welche Person hat die Blutgruppe B?
a) FITA
b) GERUB
c) ZWIDO
d) KUVID
e) Keine der Aussagen ist korrekt.

14. Wie lautet die Ausweisnummer der Person, die am 9. Juli Geburtstag hat?
a) 37510
b) 58209
c) 74944
d) 20899
e) Keine der Aussagen ist korrekt.

15. In welchem Land wurde der Ausweis mit der Nummer 20899 ausgestellt?
a) Frankreich
b) Finnland
c) Spanien
d) Niederlande
e) Keine der Aussagen ist korrekt.

16. Wie lautet die Ausweisnummer von OLUM?
a) 58209
b) 58309
c) 74844
d) 74944
e) Keine der Aussagen ist korrekt.

17. Welche Person hat eine Allergie gegen Käse?
a) OLUM
b) GERUB
c) XUNIF
d) SMITA
e) Keine der Aussagen ist korrekt.

18. Wann hat die Person mit der Allergie gegen Kobalt Geburtstag?
a) 13. November
b) 30. April
c) 11. Juni
d) 08.Mai
e) Keine der Aussagen ist korrekt.

19. Wie lautet die Ausweisnummer des Ausweises, der in Portugal ausgestellt wurde?
a) 74944
b) 59230
c) 78164
d) 79529
e) Keine der Aussagen ist korrekt.

20. In welchem Land wurde der Ausweis mit der Nummer 69399 ausgestellt?
a) Schweden
b) Türkei
c) Niederlande
d) Ukraine
e) Keine der Aussagen ist korrekt.

21. Wie lautet die Ausweisnummer von Polina?
a) 7465
b) 74944
c) 58203
d) 59230
e) Keine der Aussagen ist korrekt.

22. Welche Person hat die Blutgruppe A?
a) KUVID
b) ZWIDO
c) OLUM
d) GERUB
e) Keine der Aussagen ist korrekt.

23. Welche Person ist allergisch gegen Zinn?
a) OLUM
b) FITA
c) ZWIDO
d) KUVID
e) Keine der Aussagen ist korrekt.

24. Wann hat die Person mit der Allergie gegen Käse Geburtstag?
a) 09.Juli
b) 07.Januar
c) 13. November
d) 19. Dezember
e) Keine der Aussagen ist korrekt.

25. Wie lautet die Ausweisnummer der Person mit einer Allergie gegen Erdnüsse?
a) 37510
b) 74944
c) 37510
d) 69399
e) Keine der Aussagen ist korrekt.

Lösungen: Übungsbeispiele Merkfähigkeit Set 2

1. c)	10. d)	19. c)
2. a)	11. a)	20. b)
3. a)	12. b)	21. d)
4. e)	13. b)	22. e)
5. c)	14. e)	23. a)
6. a)	15. a)	24. b)
7. c)	16. d)	25. d)
8. c)	17. b)	
9. d)	18. c)	

Übungsbeispiele Merkfähigkeit Set 3

Allergieausweis

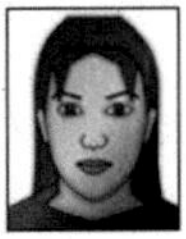

Name: WISZA
Geburtstag: 26. Juni
Medikamente: NEIN
Blutgruppe: 0
Allergie: Sesamsamen
Ausweisnummer: 86280
Ausstellungsland: Italien

Allergieausweis

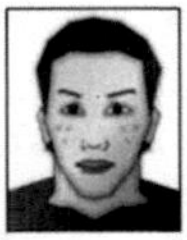

Name: ALIM
Geburtstag: 20. August
Medikamente: JA
Blutgruppe: A
Allergie: Weichtiere, Kupfer
Ausweisnummer: 34825
Ausstellungsland: Österreich

Allergieausweis

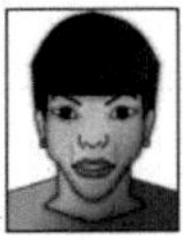

Name: JUNIA
Geburtstag: 8. September
Medikamente: NEIN
Blutgruppe: B
Allergie: Käse, Milch , Tabak
Ausweisnummer: 34211
Ausstellungsland: Ukraine

Allergieausweis

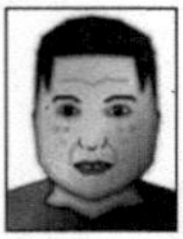

Name: MASKIN
Geburtstag: 16. April
Medikamente: NEIN
Blutgruppe: AB
Allergie: Histamin, Sellerie
Ausweisnummer: 70679
Ausstellungsland: Polen

Allergieausweis

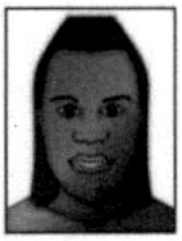

Name: YENIS
Geburtstag: 17. August
Medikamente: NEIN
Blutgruppe: A
Allergie: Sesamsamen, Hunde
Ausweisnummer: 82148
Ausstellungsland: Schweiz

Allergieausweis

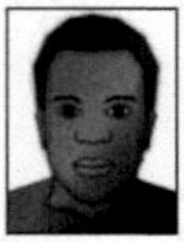

Name: KLAIS
Geburtstag: 1. März
Medikamente: NEIN
Blutgruppe: B
Allergie: Nickel, Penicillin
Ausweisnummer: 08651
Ausstellungsland: Schweden

Allergieausweis

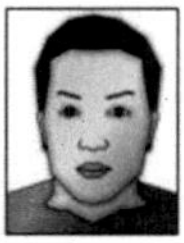

Name: ZYNIAN
Geburtstag: 6. Januar
Medikamente: JA
Blutgruppe: AB
Allergie: Mandeln, Sojabohnen
Ausweisnummer: 32823
Ausstellungsland: Frankreich

Allergieausweis

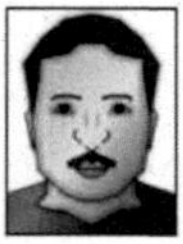

Name: BARUL
Geburtstag: 28. Juni

Medikamente: NEIN
Blutgruppe: A
Allergie: keine
Ausweisnummer: 66470
Ausstellungsland: England

1. Welche Allergie hat ALIM?
a) Nickel
b) Käse
c) Weichtiere
d) Milch
e) Keine der Aussagen ist korrekt.

2. In welchem Monat hat die Person aus Schweden Geburtstag?
a) März
b) August
c) April
d) September
e) Keine der Aussagen ist korrekt.

3. Wie viele Personen nehmen Medikamente ein?
a) zwei
b) drei
c) vier
d) fünf
e) Keine der Aussagen ist korrekt.

4. Wie lautet die Ausweisnummer der folgenden Person?

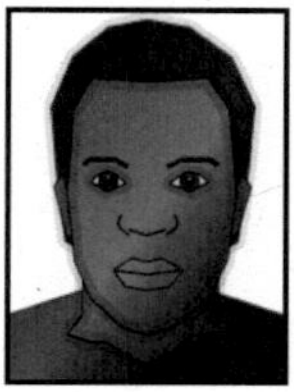

a) 06647
b) 70679
c) 34211
d) 08651
e) Keine der Aussagen ist korrekt.

5. Welche Person hat eine Allergie gegen Sellerie?
a) JUNIA
b) ALIM
c) WISZA
d) MASKIN
e) Keine der Aussagen ist korrekt.

6. Wie lautet die Ausweisnummer von JUNIA?
a) 32823
b) 34211
c) 82148
d) 06647
e) Keine der Aussagen ist korrekt.

7. Welche Person eine Allergie gegen Hunde?
a) YENIS
b) MASKIN
c) JUNIA
d) BARUL
e) Keine der Aussagen ist korrekt.

8. Die Person mit der Allergie gegen Mandeln kommt aus ...?
a) England
b) Ukraine
c) Schweden
d) Polen
e) Keine der Aussagen ist korrekt.

9. Wie lautet die Blutgruppe der Person mit der Ausweisnummer 08651?
a) A
b) B
c) AB
d) 0
e) Die Ausweisnummer existiert nicht.

10. An welchem Tag hat die Person aus der Ukraine Geburtstag?
a) 1. März
b) 28. Juni
c) 8. September
d) 26. Juni
e) Keine der Aussagen ist korrekt.

11. Aus welchem Land kommt die Person mit der Ausweisnummer 70679?
a) Polen
b) Italien
c) Ukraine
d) England
e) Keine der Aussagen ist korrekt.

12. In welchem Land wurde der Ausweis von YENIS ausgestellt?
a) Polen
b) Frankreich
c) Schweiz
d) Österreich
e) Keine der Aussagen ist korrekt.

13. Welche Person hat Blutgruppe 0?
a) WISZA
b) ALM
c) JUNIA
d) MASKIN
e) Keine der Aussagen ist korrekt.

14. Welche Person hat die Blutgruppe A und keine Allergie?
a) KLAIS
b) BARUL
c) YENIS
d) ZYNIAN
e) Keine der Aussagen ist korrekt.

15. Welche Allergie hat diese Person?

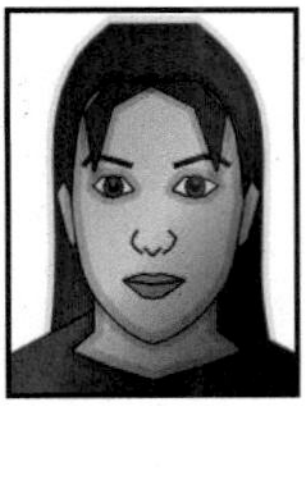

a) Kupfer
b) Milch
c) Nickel
d) Hunde
e) Keine der Aussagen ist korrekt.

16. In welchem Monat hat KLAIS Geburtstag?
a) Juni
b) Januar
c) April
d) März
e) Keine der Aussagen ist korrekt.

17. Welche Ausweisnummer hat ZYNIAN?
a) 32823
b) 08651
c) 86280
d) 34825
e) Keine der Aussagen ist korrekt.

18. In welchem Land wurde der Ausweis dieser Person ausgestellt?
a) Schweiz
b) Italien
c) Österreich
d) England
e) Keine der Aussagen ist korrekt.

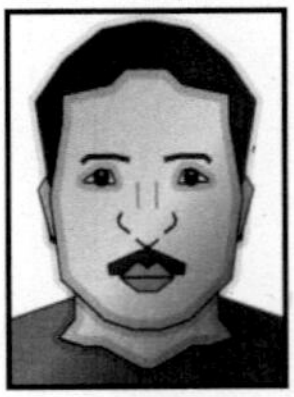

19. Welche Allergie hat diese Person?
a) Sellerie
b) Sesamsamen
c) Nickel
d) Mandeln
e) Keine der Aussagen ist korrekt.

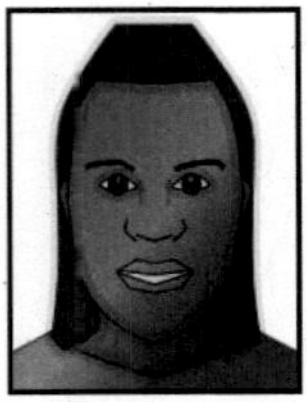

20. In Welchem Land wurde der Ausweis mit der Nummer 32823 ausgestellt?
a) Schweden
b) Ukraine
c) Frankreich
d) England
e) Keine der Aussagen ist korrekt.

21. In welchem Land wurde der Ausweis mit der Nummer 34211 ausgestellt?
a) England
b) Italien
c) Österreich
d) Schweden
e) Keine der Aussagen ist korrekt.

22. Welche Person hat Blutgruppe B?
a) WISZA
b) KLAIS
c) MASKIN
d) YENIS
e) Keine der Aussagen ist korrekt.

23. Wer hat keine Allergien?
a) WISZA
b) ALIM
c) MASKIN
d) BARUL
e) Keine der Aussagen ist korrekt.

24. Welche Person nimmt Medikamente ein?
a) ZYNIAN
b) MASKIN
c) JUNIA
d) KLAIS
e) Keine der Aussagen ist korrekt.

25. Wann hat die Person mit der Allergie gegen Tabak Geburtstag?
a) 1. März
b) 8. September
c) 26. Juni
d) 20. August
e) Keine der Aussagen ist korrekt.

Lösungen: Übungsbeispiele Merkfähigkeit Set 3

1. c)	10. c)	19. b)
2. a)	11. a)	20. c)
3. a)	12. c)	21. e)
4. d)	13. a)	22. b)
5. d)	14. b)	23. d)
6. b)	15. e)	24. a)
7. a)	16. d)	25. b)
8. e)	17. a)	
9. b)	18. d)	

Übungsbeispiele Merkfähigkeit Set 4

Allergieausweis

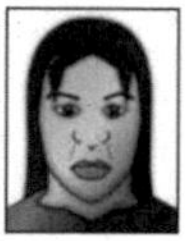

Name: DURNA
Geburtstag: 14. Oktober
Medikamente: NEIN
Blutgruppe: 0
Allergie: Grässer, Katzen
Ausweisnummer: 09384
Ausstellungsland: Belgien

Allergieausweis

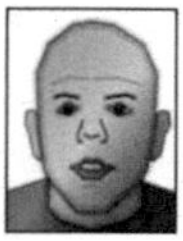

Name: GLAZU
Geburtstag: 4. März
Medikamente: NEIN
Blutgruppe: A
Allergie: Weichtiere, Fische
Ausweisnummer: 46095
Ausstellungsland: Österreich

Allergieausweis

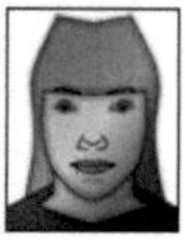

Name: HUNI
Geburtstag: 17. Juni
Medikamente: JA
Blutgruppe: AB
Allergie: Roggen, Grässer
Ausweisnummer: 50582
Ausstellungsland: Russland

Allergieausweis

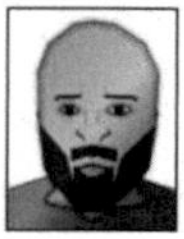

Name: TAZUB
Geburtstag: 25. April
Medikamente: NEIN
Blutgruppe: o
Allergie: Lupinen
Ausweisnummer: 23172
Ausstellungsland: Italien

Allergieausweis

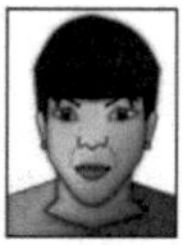

Name: NIUNO
Geburtstag: 2. Mai
Medikamente: JA
Blutgruppe: B
Allergie: Sesamsamen, Hunde
Ausweisnummer: 53594
Ausstellungsland: Ukraine

Allergieausweis

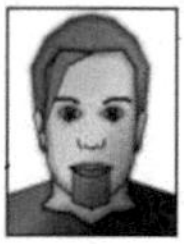

Name: BUTRA
Geburtstag: 12. März
Medikamente: NEIN
Blutgruppe: A
Allergie: Penicillin, ASS
Ausweisnummer: 08128
Ausstellungsland: Polen

Allergieausweis

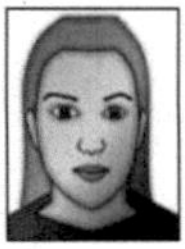

Name: KITZI
Geburtstag: 31. Dezember
Medikamente: JA
Blutgruppe: AB
Allergie: Tabak, Kobalt, Zinn
Ausweisnummer: 48111
Ausstellungsland: England

Allergieausweis

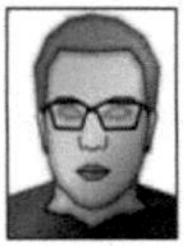

Name: DREMU
Geburtstag: 15. Juli
Medikamente: NEIN
Blutgruppe: AB
Allergie: Schwefeldioxid
Ausweisnummer: 74502
Ausstellungsland: Spanien

1. Wie lautet die Ausweisnummer der Person, die am 4. März Geburtstag hat?
a) 09384
b) 74502
c) 08128
d) 46095
e) Keine der Aussagen ist korrekt.

2. Wie lautet die Ausweisnummer des Ausweises, der in Belgien ausgestellt wurde?
a) 09384
b) 23172
c) 53594
d) 48111
e) Keine der Aussagen ist korrekt.

3. Welche Person ist allergisch gegen Schwefeldioxid?
a) DREMU
b) HUNI
c) TAZUB
d) DURNA
e) Keine der Aussagen ist korrekt.

4. In welchem Land wurde der Ausweis dieser Person ausgestellt?

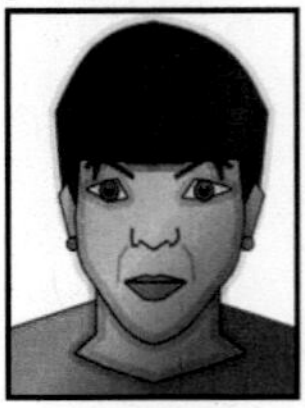

a) Belgien
b) Österreich
c) Spanien
d) England
e) Keine der Aussagen ist korrekt.

5. Welche Person ist allergisch gegen Gräser?
a) DREMU
b) TAZUB
c) HUNI
d) BUTRA
e) Keine der Aussagen ist korrekt.

6. Gegen was ist KITZI allergisch?
a) Kobalt
b) Sesamsamen
c) Lupinen
d) Katzen
e) Keine der Aussagen ist korrekt.

7. Welche Person nimmt keine Medikamente ein?
a) HUNI
b) DURNA
c) NIUNO
d) KITZI
e) Keine der Aussagen ist korrekt.

8. In welchem Land wurde der Ausweis mit der Nummer 23172 ausgestellt?
a) Belgien
b) Österreich
c) Ukraine
d) Italien
e) Keine der Aussagen ist korrekt.

9. Gegen was ist die Person mit der Ausweisnummer 09384 allergisch?
a) Fische
b) Lupinen
c) Katzen
d) ASS
e) Keine der Aussagen ist korrekt.

10. Welche Person hat im März Geburtstag?
a) DURNA
b) DREMU
c) BUTRA
d) KITZI
e) Keine der Aussagen ist korrekt.

11. Welche Person hat eine Allergie gegen Lupinen?
a) DURNA
b) KITZI
c) DREMU
d) NIUNO
e) Keine der Aussagen ist korrekt.

12. Welche Person hat die Blutgruppe 0?
a) GLAZU
b) HUNI
c) NIUNO
d) KITZI
e) Keine der Aussagen ist korrekt.

13. In Welchem Land wurde der Ausweis der Peron ausgestellt, die eine Allergie gegen Roggen hat?
a) Österreich
b) Russland
c) Italien
d) Belgien
e) Keine der Aussagen ist korrekt.

14. In welchem Land wurde der Ausweis dieser Person ausgestellt?

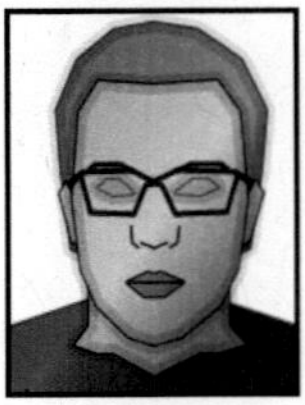

a) Ukraine
b) Russland
c) Spanien
d) Italien
e) Keine der Aussagen ist korrekt.

15. Welche Ausweisnummer hat die Person, deren Ausweis in Russland ausgestellt wurde?
a) 50582
b) 09384
c) 46095
d) 74502
e) Keine der Aussagen ist korrekt.

16. Gegen was ist diese Person allergisch?

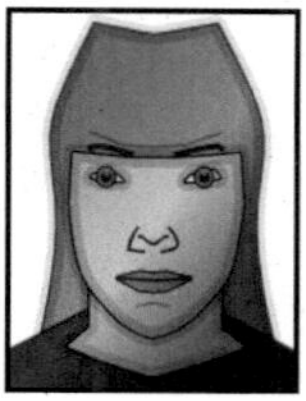

a) Gräser
b) Lupinen
c) Schwefeldioxid
d) Sesamsamen
e) Keine der Aussagen ist korrekt.

17. Welcher Person gehört die Ausweisnummer 08128?
a) HUNI
b) KITZI
c) DREMU
d) BUTRA
e) Keine der Aussagen ist korrekt.

18. Welche Person nimmt Medikamente ein?
a) DREMU
b) HUNI
c) GLAZU
d) TAZUB
e) Keine der Aussagen ist korrekt.

19. Welche Allergie hat GLAZU?
a) Gräser
b) ASS
c) Tabak
d) Hunde
e) Keine der Aussagen ist korrekt.

20. In welchem Land wurde der Ausweis dieser Person ausgestellt?

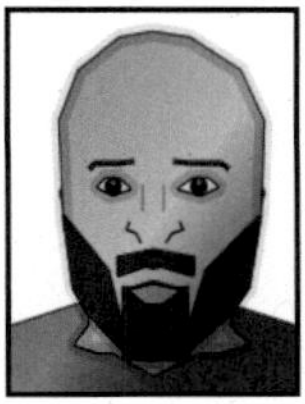

a) England
b) Italien
c) Spanien
d) Ukraine
e) Keine der Aussagen ist korrekt.

21. Wann hat die Person mit der Allergie gegen Fische Geburtstag?
a) 17.Juni
b) 15. Juli
c) 4. März
d) 2. Mai
e) Keine der Aussagen ist korrekt.

22. Wie lautet die Ausweisnummer von KITZI?
a) 48111
b) 23172
c) 50582
d) 09384
e) Keine der Aussagen ist korrekt.

23. Welche Person hat die Blutgruppe AB?
a) DURNA
b) BUTRA
c) TAZUB
d) KITZI
e) Keine der Aussagen ist korrekt.

24. Welche Allergien hat die Person, die am 31. Dezember Geburtstag hat?
a) Weichtiere
b) Zinn
c) Lupinen
d) Schwefeldioxid
e) Keine der Aussagen ist korrekt.

25. In welchem Land wurde der Ausweis mit der Nummer 46095 ausgestellt?
a) Ukraine
b) Österreich
c) Russland
d) Belgien
e) Keine der Aussagen ist korrekt.

Lösungen: Übungsbeispiele Merkfähigkeit Set 4

1. d)	10. c)	19. e)
2. a)	11. e)	20. b)
3. a)	12. e)	21. c)
4. e)	13. b)	22. a)
5. c)	14. c)	23. d)
6. a)	15. a)	24. b)
7. b)	16. a)	25. b)
8. d)	17. d)	
9. c)	18. b)	

Übungsbeispiele Merkfähigkeit Set 5

Allergieausweis

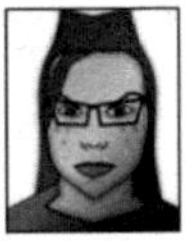

Name: ANGERI
Geburtstag: 3. Januar
Medikamente: JA
Blutgruppe: AB
Allergie: keine
Ausweisnummer: 84102
Ausstellungsland: Schweiz

Allergieausweis

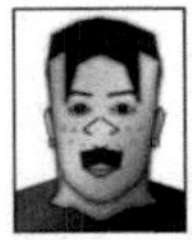

Name: OLVIN
Geburtstag: 8. Oktober
Medikamente: JA
Blutgruppe: A
Allergie: Fische, Krebstiere
Ausweisnummer: 70193
Ausstellungsland: Portugal

Allergieausweis

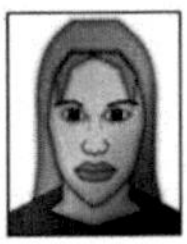

Name: LONINA
Geburtstag: 16. Juni
Medikamente: NEIN
Blutgruppe: B
Allergie: Histamin
Ausweisnummer: 85211
Ausstellungsland: Wales

Allergieausweis

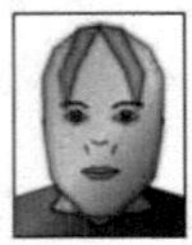

Name: BADES
Geburtstag: 17. März
Medikamente: JA
Blutgruppe: A
Allergie: Penicillin, Käse
Ausweisnummer: 05559
Ausstellungsland: Dänemark

Allergieausweis

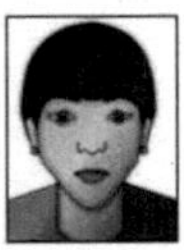

Name: KRASI
Geburtstag: 9. Mai
Medikamente: NEIN
Blutgruppe: O
Allergie: Sojabohnen , Gluten
Ausweisnummer: 64462
Ausstellungsland: Schweden

Allergieausweis

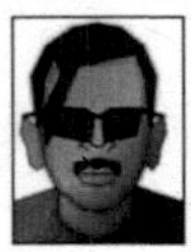

Name: CELUS
Geburtstag: 27. März
Medikamente: NEIN
Blutgruppe: B
Allergie: Kobalt, Haselnüsse
Ausweisnummer: 29489
Ausstellungsland: Finnland

Allergieausweis

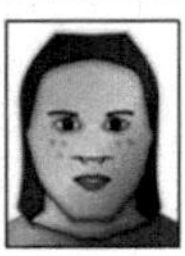

Name: ERNIA
Geburtstag: 26. Februar
Medikamente: JA
Blutgruppe: A
Allergie: Schalenfrüchte, ASS
Ausweisnummer: 54930
Ausstellungsland: Türkei

Allergieausweis

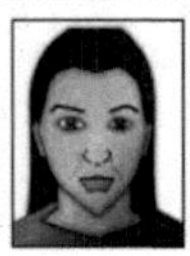

Name: MOFU
Geburtstag: 24. November
Medikamente: NEIN
Blutgruppe: AB
Allergie: Katzen, Hunde
Ausweisnummer: 38196
Ausstellungsland: Frankreich

1. Wann hat die Person mit der Allergie gegen Käse Geburtstag?
a) 26. Februar
b) 8. Oktober
c) 17. März
d) 24. November
e) Keine der Aussagen ist korrekt.

2. Welche Person nimmt Medikamente ein?
a) ANGERI
b) LONINA
c) KRASI
d) CELUS
e) Keine der Aussagen ist korrekt.

3. Wer hat keine Allergien?
a) MOFU
b) OLVIN
c) BADES
d) ANGERI
e) Keine der Aussagen ist korrekt.

4. Welche Person hat Blutgruppe B?
a) ANGERI
b) BADES
c) MOFU
d) CELUS
e) Keine der Aussagen ist korrekt.

5. In welchem Land wurde der Ausweis mit der Nummer 38196 ausgestellt?
a) Frankreich
b) Wales
c) Dänemark
d) Schweiz
e) Keine der Aussagen ist korrekt.

6. In welchem Land wurde der Ausweis mit der Nummer 29489 ausgestellt?
a) Türkei
b) Frankreich
c) Wales
d) Portugal
e) Keine der Aussagen ist korrekt.

7. Welche Allergie hat diese Person?
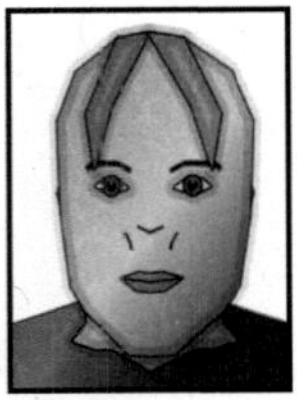
a) Haselnüsse
b) Sojabohnen
c) Penicillin
d) Katzen
e) Keine der Aussagen ist korrekt.

8. In welchem Land wurde der Ausweis dieser Person ausgestellt?
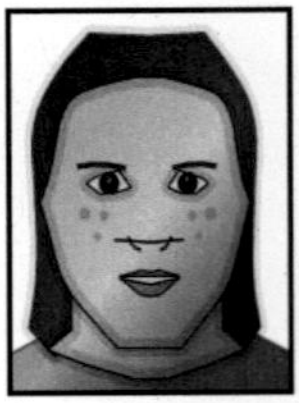
a) Türkei
b) Frankreich
c) Dänemark
d) Wales
e) Keine der Aussagen ist korrekt.

9. Welche Ausweisnummer hat LONINA?
a) 85211
b) 05559
c) 38196
d) 84102
e) Keine der Aussagen ist korrekt.

10. In welchem Monat hat MOFU Geburtstag?
a) Juni
b) Februar
c) März
d) Dezember
e) Keine der Aussagen ist korrekt.

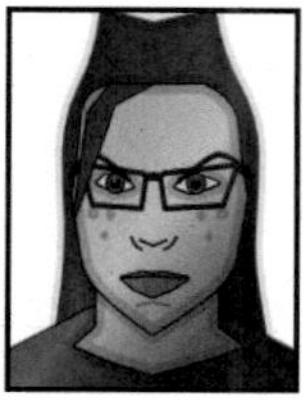

11. Welche Allergie hat diese Person?
a) Krebstiere
b) Histamin
c) Kobalt
d) Gluten
e) Keine der Aussagen ist korrekt.

12. Welche Person hat die Blutgruppe AB und keine Allergie?
a) CELUS
b) KRASI
c) MOFU
d) ANGERI
e) Keine der Aussagen ist korrekt.

13. Welche Person hat Blutgruppe 0?
a) KRASI
b) OLVIN
c) MOFU
d) ERNIA
e) Keine der Aussagen ist korrekt.

14. In welchem Land wurde der Ausweis von LONINA ausgestellt?
a) Portugal
b) Schweden
c) WALES
d) Türkei
e) Keine der Aussagen ist korrekt.

15. Aus welchem Land kommt die Person mit der Ausweisnummer 54930?
a) Schweiz
b) Türkei
c) Finnland
d) Schweden
e) Keine der Aussagen ist korrekt.

16. An welchem Tag hat die Person aus Dänemark Geburtstag?
a) 3. Januar
b) 27. März
c) 24. November
d) 17. März
e) Keine der Aussagen ist korrekt.

17. Wie lautet die Blutgruppe der Person mit der Ausweisnummer 85211?
a) A
b) B
c) AB
d) 0
e) Die Ausweisnummer existiert nicht.

18. Die Person mit der Allergie gegen Schalenfrüchte kommt aus ...?
a) Frankreich
b) Dänemark
c) Wales
d) Schweden
e) Keine der Aussagen ist korrekt.

19. Welche Person hat eine Allergie gegen Hunde?
a) MOFU
b) ERNIA
c) ANGERI
d) OLVIN
e) Keine der Aussagen ist korrekt.

20. Wie lautet die Ausweisnummer von KRASI?
a) 64462
b) 84102
c) 38196
d) 85211
e) Keine der Aussagen ist korrekt.

21. Welche Person hat eine Allergie gegen Histamin?
a) ERNIA
b) MOFU
c) LONINA
d) BADES
e) Keine der Aussagen ist korrekt.

22. Wie lautet die Ausweisnummer der folgenden Person?

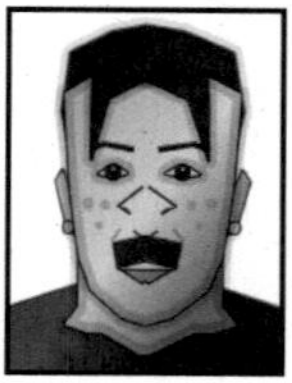

a) 29489
b) 70193
c) 64462
d) 54930
e) Keine der Aussagen ist korrekt.

23. Wie viele Personen nehmen Medikamente ein?
a) eine
b) zwei
c) drei
d) vier
e) Keine der Aussagen ist korrekt.

24. In welchem Monat hat die Person aus der Schweiz Geburtstag?
a) Januar
b) Februar
c) Mai
d) November
e) Keine der Aussagen ist korrekt.

25. Welche Allergie hat KRASI?
a) Katzen
b) Fische
c) Schalenfrüchte
d) Gluten
e) Keine der Aussagen ist korrekt.

Lösungen: Übungsbeispiele Merkfähigkeit Set 5

1. c)	10. e)	19. a)
2. a)	11. e)	20. a)
3. d)	12. d)	21. c)
4. d)	13. a)	22. b)
5. a)	14. c)	23. d)
6. e)	15. b)	24. a)
7. c)	16. d)	25. d)
8. a)	17. b)	
9. a)	18. e)	

Zahlenfolgen

Beim Untertest Zahlenfolgen musst du aus einer gegebenen Zahlenreihe, meist aus sieben Zahlen bestehend, eine Systematik ableiten, sodass das passende Zahlenpaar aus den wählbaren Lösungen gefunden werden kann. Ein Beispiel für eine solche Zahlenfolge wäre:

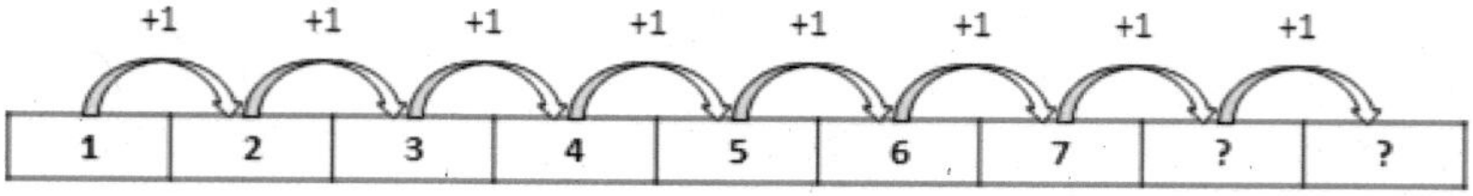

A) 8/9
B) 10/11
C) 9/8
D) 6/6
E) Keine Antwort ist richtig.

Genau wie in diesem sehr einfachen Beispiel empfiehlt es sich, die Rechenschritte über oder unter die jeweiligen Zahlenfolgen zu schreiben. In den Aufgaben kommen nur die Grundrechenarten (+/–) und (×/÷) vor. Daher ist der einfachste und sicherste Weg, die richtige Lösung zu finden, sich die Rechenschritte zwischen die Zahlen, jeweils darüber und darunter einzutragen. Damit du immer einheitlich arbeitest, solltest du die Addition/Subtraktion oberhalb und die Multiplikation/Division unterhalb eintragen. Deine Bearbeitung einer Zahlenfolge sollte wie folgt aussehen:

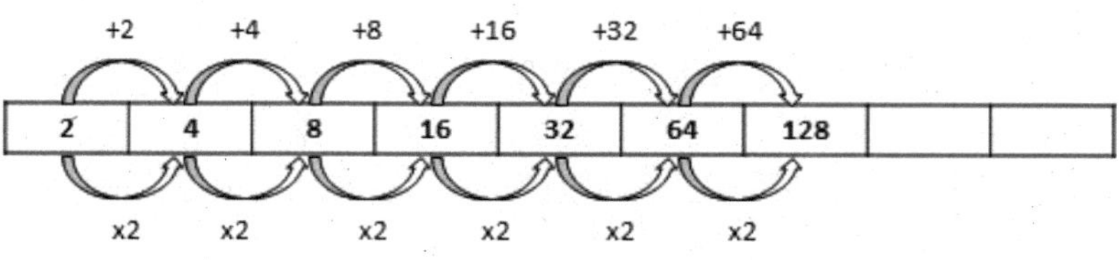

A) 156/256
B) 172/236
C) 256/512
D) 64/32
E) Keine Antwort ist richtig.

Die Prüfungsaufgaben enthalten meistens nicht nur eine Rechenart, sondern zwei verschiede und bis zu drei Rechenschritte. Eine mögliche realistische Aufgabe im Untertest Zahlenfolgen könnte sich daher wie folgt gestalten:

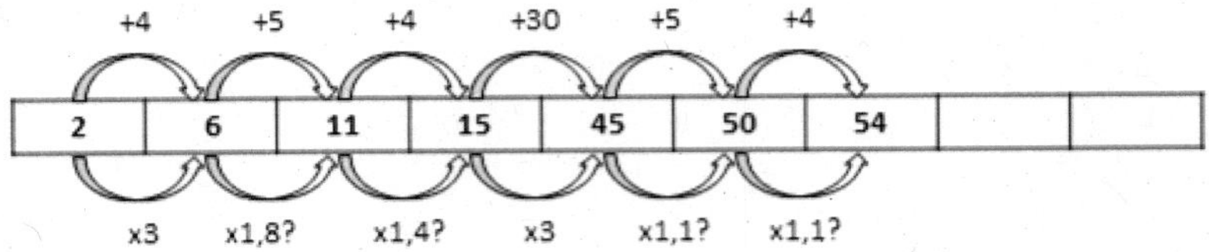

A) 59/63
B) 162/167
C) 64/69
D) 162/168
E) Keine Antwort ist richtig.

Hier siehst du, dass sich die Abfolge × 3, + 5, + 4, wiederholt. Setzt du diese schlüssig fort, ergibt sich als nächster Schritt: 54 × 3 und anschließend + 5. Damit ist Lösung B) 162/167 korrekt.

Bei der Aufgabe sieht man in der Multiplikations-/Divisionszeile unterhalb der Zahlenfolge gerundete Werte, die mit einem Fragezeichen versehen sind. Vor allem bei größeren Zahlen kannst du beim Erstellen dieser Zeile gröber runden. In den meisten Fällen sollten die Rechenschritte, die zur Lösung führen, ganze Zahlen sein wie in der Beispielaufgabe (×) 3, (+) 5, (+) 4. Achte deshalb immer darauf, ob eine ganze Zahl in der Multiplikations-/Divisionszeile auftritt, da sie häufig zu den Rechenschritten gehört. In seltenen Fällen wurde auch berichtet, dass bei den Rechenschritten mit 1,5 oder 2,5 multipliziert beziehungsweise dividiert wurde.

Neben diesen linearen Aufgaben gibt es auch Zahlenfolgen, bei denen sich die Rechenschritte fortlaufend systematisch verändern. Folgendes Beispiel zeigt ein mögliches System:

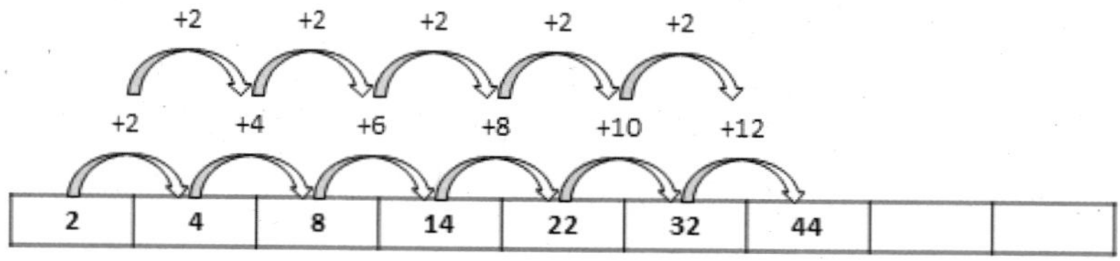

A) 68/88
B) 56/84
C) 58/74
D) 52/68
E) Keine Antwort ist richtig.

Hier erkennst du, dass über der Additionszeile eine übergeordnete Addition stattfindet. Es wird also nicht linear ein Wert dazu addiert, sondern auch dieser Wert steigt linear um einen weiteren festen Wert. Die richtige Antwort ist in diesem Fall C). Zudem muss dieser übergeordnete Rechenschritt nicht jeden darunterliegenden betreffen, sondern kann auch nur jeden zweiten oder dritten Wert verändern. Nachfolgend ein Beispiel für eine solche Zahlenfolge:

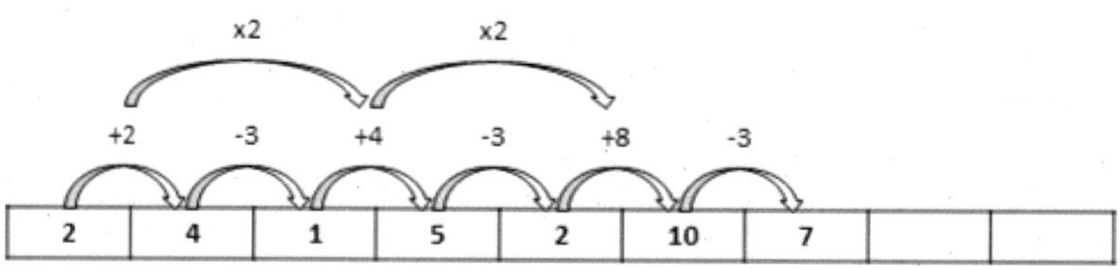

A) 4/12
B) 23/20
C) 24/21
D) 16/19
E) Keine Antwort ist richtig.

Hier sieht man, dass sich eine Addition und Subtraktion abwechseln. Der Additionsschritt unterliegt einem übergeordneten Multiplikationsschritt. Antwort B) ist die schlüssige Lösung.

Weiter können bis zu drei Rechenschritte in einer Aufgabe vorkommen, die sich gleichzeitig auf einer übergeordneten Ebene verändern. Hier ist es wichtig, dass du dich nicht durcheinanderbringen lässt. Schreibe einfach die Zusammenhänge, die sich für dich ergeben, wie im unten folgenden Beispiel auf:

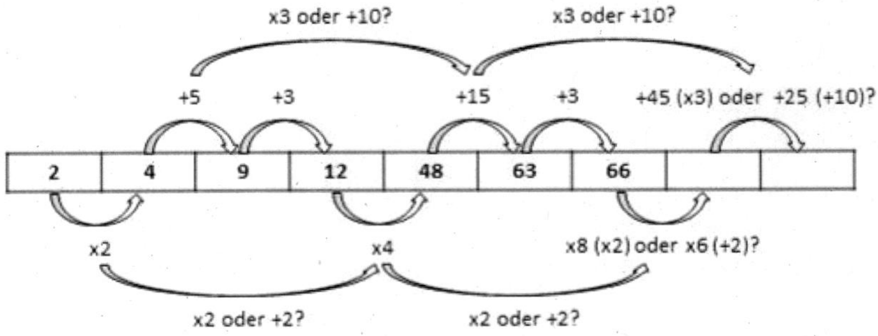

A) 275/346
B) 410/421
C) 396/421
D) 528/633
E) Keine Antwort ist richtig.

Wie du sehen kannst, sind hier verschiedene übergeordnete Rechenschritte angewendet worden. Generell ist meistens der einfachste Zusammenhang der richtige! Im Normalfall wird versucht, beim Test nur Aufgaben zu stellen, die eindeutig gelöst werden können. Trotzdem kann es sein, dass es mehrere Lösungsmöglichkeiten gibt. In einem solchen Fall kannst du die verschiedenen Lösungsvorschläge mit deinem Ergebnis vergleichen und so richtig kreuzen. In dem obigen Beispiel könnten theoretisch diese Ergebnisse schlüssig passen:

- 66 × 8= 528 anschließend + 25 = 553 oder + 45 = 573
- alternativ 66 × 6 = 396 anschließend + 25 = 421 oder + 45 = 441

Möglich wären also 528/553, 528/573, 396/421 oder 396/441. Da nur 396/421 in den Lösungen vorkommt, ist C) die richtige Antwort.

Die letzte Aufgabenvariante bezieht für die Rechenschritte die Zahlen der Zahlenfolge mit ein. So könnte eine Aufgabe im Test aussehen:

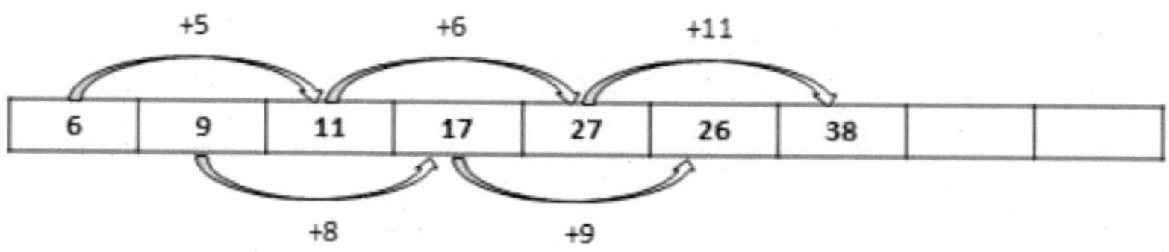

A) 56/82
B) 34/44
C) 69/72
D) 43/65
E) Keine Antwort ist richtig.

In diesem Beispiel wird die jeweils vorletzte Zahl dazu addiert. Somit wäre der nächste Schritt 17 + 26 = 43 und 27 + 38 = 65. Die richtige Antwort lautet D).

Nachdem du bei einer Zahlenfolge die Additions-/Subtraktionszeile beziehungsweise die Multiplikations-/Divisionszeile erstellt hast, sollte es dir mit ein bisschen Übung generell leicht fallen, eine Systematik in den Zahlen zu erkennen. Falls es doch einmal etwas schwieriger wird und auch übergeordnete Systeme nicht zu erkennen sind, verschwende nicht zu viel Zeit und wende dich der Aufgabe gegen Ende zu. Bedenk dabei, dass je komplizierter eine Lösung ist, desto unwahrscheinlicher ist sie auch richtig.

Beim systematischen Raten solltest du auf die Entwicklung beziehungsweise den Abstieg oder Anstieg der Zahlen achten. Die meisten Zahlenfolgen unterliegen einer klaren Tendenz, zum Beispiel verhalten sie sich eher linear oder exponentiell. Auch wenn du einmal keine konkrete Lösung findest, so kannst du zumindest durch eine Schätzung deine statistische Chance, das richtige Ergebnis zu erraten, erhöhen.

Übungsaufgaben

1) 1 7 15 90 630 622 3.732

a) 26.487 26.143

b) 26.068 26.060

c) 26.124 26.132

d) 27.456 27.423

e) Keine Antwort ist richtig.

2) 2 7 27 34 61 285 346

a) 631 2.931

b) 688 1.356

c) 799 2.867

d) 799 3.476

e) Keine Antwort ist richtig.

3) 28 34 49 70 106 163 256

a) 365 456

b) 398 465

c) 401 649

d) 406 649

e) Keine Antwort ist richtig.

4) 135 108 207 45 36 69 15

a) 13 18

b) 13 19

c) 12 20

d) 12 23

e) Keine Antwort ist richtig.

5) 24 56 284 36 84 426 54

a) 126 639

b) 144 686

c) 198 696

d) 213 696

e) Keine Antwort ist richtig.

6) 8 109 117 234 468 936 187

a) 476 736
b) 56 7
c) 497 809
d) 77 13
e) Keine Antwort ist richtig.

7) 33 46 62 81 103 128 156

a) 187 221
b) 183 249
c) 189 256
d) 206 387
e) Keine Antwort ist richtig.

8) 6 30 15 42 210 105 132

a) 554 594
b) 660 330
c) 678 694
d) 734 783
e) Keine Antwort ist richtig.

9) 11 12 40 63 115 218 396

a) 464 598
b) 461 578
c) 502 623
d) 515 648
e) Keine Antwort ist richtig.

10) 83 13 88 24 93 35 98

a) 43 104
b) 45 107
c) 45 109
d) 46 103
e) Keine Antwort ist richtig.

11) 23 138 120 40 240 222 74

a) 424 309
b) 436 311
c) 440 420
d) 444 426
e) Keine Antwort ist richtig.

12) 16 28 48 8 14 24 4

a) 6 10
b) 6 11
c) 7 12
d) 7 13
(e) Keine Antwort ist richtig.

13) 34 21 36 30 38 39 40

a) 48 42
b) 41 42
c) 42 46
d) 46 42
e) Keine Antwort ist richtig.

14) 7 51 34 35 255 170 175

a) 849 855
b) 976 1.003
c) 1.195 834
d) 1.275 850
e) Keine Antwort ist richtig.

15) 56 113 169 338 676 1.352 2.704

a) 5.065 10.765
b) 5.276 10.789
c) 5.408 10.816
d) 5.605 10.945
e) Keine Antwort ist richtig.

16) 99 33 132 165 297 462 759

a) 1.221 1.980
b) 1.345 1.996
c) 1.456 2.085
d) 1.478 2.165
e) Keine Antwort ist richtig.

17) –5 85 62 –10 80 57 –15

a) 75 –20
b) 77 –22
c) 80 50
d) 88 50
e) Keine Antwort ist richtig.

18) 7 10 25 42 77 144 263

a) 467 845
b) 484 891
c) 496 898
d) 537 905
e) Keine Antwort ist richtig.

19) 28 43 71 51 66 94 74

a) 83 101
b) 86 108
c) 89 117
d) 92 126
e) Keine Antwort ist richtig.

20) 14 126 42 14 126 42 14 126 42

a) 112 36
b) 126 42
c) 134 53
d) 156 65
e) Keine Antwort ist richtig.

21) 17 26 37 50 65 82 101

a) 102 132
b) 110 134
c) 118 140
d) 122 145
e) Keine Antwort ist richtig.

22) 221 36 129 218 33 126 215

a) 30 126
b) 38 120
c) 38 122
d) 40 145
e) Keine Antwort ist richtig.

23) 36 40 76 116 192 308

a) 500 808
b) 502 867
c) 504 883
d) 507 892
e) Keine Antwort ist richtig.

24) 68 102 4 8 12 –86 –172

a) –292 –395
b) –283 –388
c) –268 –359
d) –258 –356
e) Keine Antwort ist richtig.

25) 14 9 23 32 55 87 142

a) 254 394
b) 229 371
c) 265 365
d) 278 324
e) Keine Antwort ist richtig.

26) 23 11 8 31 42 50 81

a) 123 173
b) 127 183
c) 135 197
d) 146 204
e) Keine Antwort ist richtig.

27) 1 2 4 7 13 24 44

a) 104 208
b) 107 209
c) 114 221
d) 126 220
e) Keine Antwort ist richtig.

28) 101 94 97 93 92 87 81

a) 77 62
b) 77 58
c) 70 53
d) 68 51
e) Keine Antwort ist richtig.

29) 43 76 54 69 65 62 76

a) 63 82
b) 62 98
c) 55 87
d) 51 89
e) Keine Antwort ist richtig.

30) 100 27 93 144 71 137 188

a) 109 177
b) 115 181
c) 117 204
d) 119 204
e) Keine Antwort ist richtig.

31) 0 17 17 34 51 85 136

a) 218 342

b) 221 357

c) 226 367

d) 234 356

e) Keine Antwort ist richtig.

32) 1 7 16 28 43 61 82

a) 94 115

b) 97 124

c) 102 130

d) 106 133

e) Keine Antwort ist richtig.

33) 23 36 108 54 67 201 147

a) 81 200

b) 160 480

c) 82 298

d) 83 304

e) Keine Antwort ist richtig.

34) 13 20 33 66 132 264 528

a) 804 1.675

b) 945 1.834

c) 1.002 1.867

d) 1.056 2.112

e) Keine Antwort ist richtig.

35) 18 72 66 33 132 126 63

a) 252 246

b) 269 267

c) 279 336

d) 378 467

e) Keine Antwort ist richtig.

36) 5 13 22 40 75 137 252

a) 421 543

b) 460 657

c) 464 853

d) 568 937

e) Keine Antwort ist richtig.

37) 3 6 10 13 19 29 42

a) 63 82

b) 68 80

c) 66 85

d) 67 90

e) Keine Antwort ist richtig.

38) 39 48 87 174 348 696 1.392 2.784 5.568

a) 11.136 22.272

b) 79 99

c) 8.705 9.518

d) 9.456 10.348

e) Keine Antwort ist richtig.

39) 22 33 17 41 12 49 7

a) 54 64

b) 56 7

c) 57 2

d) 59 78

e) Keine Antwort ist richtig.

40) 69 69 138 207 345 552 897

a) 1.449 2.346

b) 1.624 2.485

c) 1.693 2.637

d) 1.849 2.893

e) Keine Antwort ist richtig.

41) 3	–6	–18	–72	144	432	1.728

a) 1.945 3.654
b) 1.991 3.861
c) 2.056 3.905
d) 2.186 4.073
e) Keine Antwort ist richtig.

42) 7	16	10	18	13	20	16

a) 21 18
b) 21 19
c) 22 19
d) 23 27
e) Keine Antwort ist richtig.

43) 2	6	11	20	34	57	94

a) 148 242
b) 151 247
c) 153 250
d) 154 251
e) Keine Antwort ist richtig.

44) 14	61	145	25	72	156	36

a) 46 101
b) 83 167
c) 88 243
d) 90 257
e) Keine Antwort ist richtig.

45) 5	10	17	22	32	49	71

a) 101 152
b) 103 152
c) 111 157
d) 121 157
e) Keine Antwort ist richtig.

46) 44 36 61 122 114 139 278

a) 136 104
b) 147 106
c) 335 487
d) 385 491
e) Keine Antwort ist richtig.

47) 33 1 34 35 69 104 173

a) 214 412
b) 273 436
c) 275 449
d) 277 450
e) Keine Antwort ist richtig.

48) 2 11 13 15 26 39 54

a) 77 104
b) 79 109
c) 80 119
d) 82 136
e) Keine Antwort ist richtig.

49) 37 82 65 43 88 71 49

a) 84 63
b) 89 69
c) 94 77
d) 98 79
e) Keine Antwort ist richtig.

50) 61 0 0 61 61 61 122

a) 0 0
b) 61 0
c) 167 239
d) 183 244
e) Keine Antwort ist richtig.

51) 33 56 90 179 325 594 1.098

a) 2.017 3.709
b) 2.156 3.727
c) 2.236 3.843
d) 2.393 3.992
e) Keine Antwort ist richtig.

52) 8 11 57 68 125 579 704

a) 903 1.136
b) 938 1.166
c) 957 1.258
d) 973 1.277
e) Keine Antwort ist richtig

53) 87 130 217 434 868 1.736 3.472

a) 6.944 13.888
b) 7.193 13.946
c) 7.358 14.786
d) 7.371 14.877
e) Keine Antwort ist richtig.

54) 3 9 12 21 33 54 87

a) 126 204
b) 141 228
c) 173 369
d) 185 388
e) Keine Antwort ist richtig.

55) 8 8 8 16 24 20 44

a) 53 50
b) 54 51
c) 60 52
d) 64 54
e) Keine Antwort ist richtig.

56) 17 19 28 39 59 90 141
a) 221 294
b) 223 356
c) 265 452
d) 305 471
e) Keine Antwort ist richtig.

57) 72 82 154 308 616 1.232 2.464
a) 4.928 9.856
b) 5.692 9.867
c) 5.723 9.877
d) 5.935 9.941
e) Keine Antwort ist richtig.

58) 27 27 18 45 63 36 99
a) 125 63
b) 130 66
c) 133 70
d) 135 78
e) Keine Antwort ist richtig.

59) 59 56 60 61 66 72 83
a) 94 103
b) 96 105
c) 99 117
d) 99 119
e) Keine Antwort ist richtig.

60) 64 96 192 180 270 540 528
a) 723 1.457
b) 752 1.505
c) 792 1.584
d) 799 1.634
e) Keine Antwort ist richtig.

61) 81 108 63 252 504 336 1.344

a) 2.688 1.792

b) 2.690 1.838

c) 2.763 1.954

d) 2.838 2.278

e) Keine Antwort ist richtig.

62) 17 28 41 56 73 92 113

a) 130 154

b) 136 161

c) 147 173

d) 185 184

e) Keine Antwort ist richtig.

63) 354 349 293 371 366 310 388

a) 329 398

b) 356 394

c) 383 327

d) 364 403

e) Keine Antwort ist richtig.

Lösungen: Zahlenfolgen

1) e) × 7, + 8, × 6, × 7, – 8, × 6

2) a) (Zahl 1 + Zahl 2) × 3 = Zahl 3, Zahl 2 + Zahl 3 = Zahl 4, (Zahl 4 + Zahl 5) × 3 = Zahl 6 usw., jede dritte Zahl × 3

3) d) Rechenschritt 1 + Rechenschritt 2 = Rechenschritt 3, R 2 + R 3= R 4

4) d) Zahl 1 ÷ 3= Zahl 4, Zahl 2 ÷ 3= Zahl 5 usw.

5) a) Zahl 1 x 1,5 = Zahl 4, Zahl 2 x 1,5 = Zahl 5 usw.

6) e) addieren aller vorherigen Zahlen

7) a) Steigerung in der Additionszeile um 13 + 3 x (Stelle der Zahl – 1)

8) b) × 5, ÷ 2, + 27

9) e) Zahl 1 + Zahl 2 + Zahl 3 = Zahl 4, Zahl 2 + Zahl 3 + Zahl 4 = Zahl 5 usw.

10) d) Zahl 1 + x = Zahl 3, Zahl 2 + y = Zahl 4, Zahl 3 + x = Zahl 5, Zahl 4 + y = Zahl 6 usw.

11) d) × 6; – 18, ÷ 3

12) c) Zahl 1 ÷ 2 = Zahl 4, Zahl 2 ÷ 2 = Zahl 5 usw.

13) a) Zahl 1 + x = Zahl 3, Zahl 2 + y = Zahl 4, Zahl 3 + x = Zahl 5, Zahl 4 + y = Zahl 6 usw.

14) d) Zahl 1 × 5= Zahl 4, Zahl 2 × 5= Zahl 5 usw.

15) c) addieren aller vorherigen Zahlen

16) a) Zahl 1 + Zahl 2 = Zahl 3, Zahl 2 + Zahl 3 = Zahl 4 usw.

17) e) Zahl 1 – 5 = Zahl 4, Zahl 2 – 5 = Zahl 5 usw.

18) b) Zahl 1 + Zahl 2 + Zahl 3 = Zahl 4, Zahl 2 + Zahl 3 + Zahl 4 = Zahl 5 usw.

19) c) Zahl 1 + 23= Zahl 4, Zahl 2 + 23= Zahl 5 usw.

20) e) × 9; ÷ 3, ÷ 3

21) d) + 9, + 11,+ 13,+ 15, + 17, + 19, + 21, + 23 usw.

22) a) Zahl 1 – 3= Zahl 4, Zahl 2 – 3= Zahl 5 usw.

23) a) (Zahl 1 + Zahl 2) ÷ 2 = Zahl 3, Zahl 2 + Zahl 3 = Zahl 4, (Zahl 3 + Zahl 4) ÷ 2 = Zahl 5 usw., jede dritte Zahl ÷ 2

24) d) ×1.5, – 98, × 2

25) b) Zahl 1 + Zahl 2 = Zahl 3, Zahl 2 + Zahl 3 = Zahl 4 usw.

26) a) Zahl 1 + Zahl 3 = Zahl 4, Zahl 2 + Zahl 4 = Zahl 5 usw.

27) e) Zahl 1 + Zahl 2 + Zahl 3 = Zahl 4, Zahl 2 + Zahl 3 + Zahl 4 = Zahl 5 usw.

28) c) Rechenschritt 1 + Rechenschritt 2 = Rechenschritt 3, R 2 + R 3 = R 4

29) c) Zahl 1 + x = Zahl 3, Zahl 2 + y = Zahl 4, Zahl 3 + x = Zahl 5, Zahl 4 + y = Zahl 6 usw.

30) b) Zahl 1 + 44 = Zahl 4, Zahl 2 + 44 = Zahl 5 usw.

31) b) Zahl 1 + Zahl 2 = Zahl 3, Zahl 2 + Zahl 3 = Zahl 4 usw.

32) d) Steigerung in der Additionszeile um 6 + 3 × (Stelle der Zahl – 1)

33) b) + 13, × 3, – 54

34) d) addieren aller vorherigen Zahlen

35) a) × 4; – 6, ÷ 2

36) c) Zahl 1 + Zahl 2 + Zahl 3 = Zahl 4, Zahl 2 + Zahl 3 + Zahl 4 = Zahl 5 usw.

37) e) Zahl 1+Zahl 3 = Zahl 4, Zahl 2+Zahl 4 = Zahl 5 usw.

38) a) addieren aller vorherigen Zahlen

39) c) Zahl 1 + x = Zahl 3, Zahl 2 + y = Zahl 4, Zahl 3 + x = Zahl 5, Zahl 4 + y = Zahl 6 usw.

40) a) Zahl 1 + Zahl 2 = Zahl 3, Zahl 2 + Zahl 3 = Zahl 4 usw.

41) e) × (–2); × 3, ÷ 4

42) c) Zahl 1 + x = Zahl 3, Zahl 2 + y = Zahl 4, Zahl 3 + x = Zahl 5, Zahl 4 + y = Zahl 6 usw.

43) d) Rechenschritt 1 + Rechenschritt 2 = Rechenschritt 3, R 2+ R 3= R 4

44) b) Zahl 1 + 11= Zahl 4, Zahl 2 + 11= Zahl 5 usw.

45) b) Zahl 1 + Zahl 3 = Zahl 4, Zahl 2 + Zahl 4 = Zahl 5 usw.

46) e) – 8; + 25, × 2

47) d) Zahl 1 + Zahl 2 = Zahl 3, Zahl 2 + Zahl 3 = Zahl 4 usw.

48) c) Zahl 1 + Zahl 3 = Zahl 4, Zahl 2 + Zahl 4 = Zahl 5 usw.

49) c) Zahl 1 + 6 = Zahl 4, Zahl 2 + 6 = Zahl 5 usw.

50) d) Zahl 1 + Zahl 3 = Zahl 4, Zahl 2 + Zahl 4 = Zahl 5 usw.

51) a) Zahl 1 + Zahl 2 + Zahl 3 = Zahl 4, Zahl 2 + Zahl 3 + Zahl 4 = Zahl 5 usw.

52) e) Zahl 1 + Zahl 2 = Zahl 3, Zahl 2 + Zahl 3 = Zahl 4 usw., jede dritte Zahl × 3

53) a) addieren aller vorherigen Zahlen

54) b) Zahl 1 + Zahl 2 = Zahl 3, Zahl 2 + Zahl 3 = Zahl 4 usw.

55) d) Zahl 1 + Zahl 2 = Zahl 3, Zahl 2 + Zahl 3 = Zahl 4 usw., jede dritte Zahl ÷ 2

56) b) Rechenschritt 1 + Rechenschritt 2 = Rechenschritt 3, R 2 + R 3 = R 4

57) a) addieren aller vorherigen Zahlen

58) d) Zahl 1 + Zahl 2 = Zahl 3, Zahl 2 + Zahl 3 = Zahl 4 usw., jede dritte Zahl ÷ 3

59) e) Rechenschritt 1 + Rechenschritt 2 = Rechenschritt 3, R 2 + R 3 = R 4

60) c) × 1.5, × 2, – 12

61) e) addieren aller vorherigen Zahlen, jede dritte Zahl ÷ 3

62) b) Steigerung in der Additionszeile um 9 + 2 × (Stelle der Zahl – 1)

63) c) – 5, – 56, +78, – 5, – 56, +78 usw.

Wortflüssigkeit

Ziel dieses Untertests ist es, einen Buchstabensalat zu entwirren und ein sinnvolles Lösungswort (immer ein Hauptwort) aus dem Anagramm (= Buchstaben in einer anderen Reihenfolge) zu bilden. Die Lösungsmöglichkeiten a) bis d) geben dabei den Anfangsbuchstaben des richtig zusammengesetzten Lösungswortes an. Ist der Anfangsbuchstabe nicht in den Lösungsmöglichkeiten gegeben, so ist e) „Keine der Antworten ist korrekt.“ anzukreuzen. In diesem Untertest musst du 15 Aufgaben (Buchstabensalate) in 20 Minuten lösen.

Beispiel: MILNEDNUBK
a) Anfangsbuchstabe: M
b) Anfangsbuchstabe: E
c) Anfangsbuchstabe: B
d) Anfangsbuchstabe: K
e) Keine der Antworten ist korrekt.

Lösungswort: BLUMENKIND

Erfahrungsgemäß haben die Wörter im MedAT eine Länge von sechs bis zehn Buchstaben. Häufig werden Wörter aus dem medizinischen oder naturwissenschaftlichen Bereich verwendet. Ein guter Wortschatz in diesen Bereichen ist also von Vorteil.

Lösungsstrategien

<u>1. Scannen der Wörter</u>
Als Erstes solltest du alle 15 Buchstabensalate einmal überfliegen. Es kann gut sein, dass du ein Anagramm bereits auf den ersten Blick lösen kannst.

<u>2. Buchstabenkombinationen, Präfixe, Suffixe</u>
Einige Buchstaben kommen häufig in bestimmten Buchstabenkombinationen vor. Dies solltest du beim Lösen der Wörter berücksichtigen und diese beim Umstellen der Buchstaben nebeneinander schreiben, da es wahrscheinlich ist, dass sie zusammengehören. Du solltest auch die Augen offen halten nach Vorsilben (Präfixe) und Nachsilben (Suffixe).

- Häufige Buchstabenkombinationen: ck, ch, er, ei, au, ge, be st, sp, pf, nd, sch, ein, end, gen, nde, che, ung
- Präfixe: Ab-, An-, Aus-, Auf-, Ein-, Er-, Be-, Bei-, Vor-, Hinter-, Nach-, Über-, Unter-, Um-, Ver-, Weg-, Zer-, Zu-
- Suffixe: -ung, -heit, -keit, -chen, -nis, -tum, -ling

3. Antwortmöglichkeiten berücksichtigen

Es ist sinnvoll, sich auch die Antwortmöglichkeiten a) bis d) anzuschauen und zu versuchen, Wörter mit diesen Anfangsbuchstaben zu bilden, da es wahrscheinlich ist, dass eine davon richtig ist.

4. Rekombination der Buchstaben

Manchmal hilft es, das Lösungswort zu finden, indem du die Buchstaben des Buchstabensalats einfach neu anordnest beziehungsweise vertauschst. Du kannst auch einzelne Buchstaben mit dem Finger abdecken, um neue Assoziationen zu erzeugen.

5. Raten

Wenn du die Lösung eines Anagramms nicht findest, musst du den richtigen Anfangsbuchstaben erraten. Auch hierbei solltest du mögliche Vor- und Nachsilben berücksichtigen und über die Wahrscheinlichkeit von gewissen Anfangsbuchstaben nachdenken: So steht der Buchstabe S deutlich häufiger am Beginn eines Wortes als der Buchstabe W. Komplizierte Aufgaben solltest du dir für den Schluss aufheben, um so keine Zeit zu verlieren, und zuerst einmal die kürzeren Wörter bearbeiten.

Üben des Untertests

Der Untertest „Wortflüssigkeit" ist jener, der sich am allerschlechtesten trainieren lässt. Nichtsdestotrotz verbessert auch hier regelmäßige Übung deine Assoziationsfähigkeit. Wir empfehlen, dass du täglich etwa zehn Buchstabensalate löst. Beim Üben solltest du Aufgaben bearbeiten ohne die zusätzliche Hilfe der Lösungsmöglichkeiten, um es so schwieriger zu machen. Erst gegen Ende deiner Vorbereitung für den MedAT solltest du den Untertest so üben, wie er auch im Test drankommt, also mit Zuhilfenahme der Lösungsmöglichkeiten. Im Folgenden findest du Übungsbeispiele ohne Lösungsangaben. So gestaltet sich das Üben noch etwas schwieriger und beim MedAT wird es dir noch leichter fallen, die Aufgaben zu lösen.

Übungsaufgaben

1. HSFIC
2. ATUO
3. KENAN
4. PRETDOO
5. ZCGAHTUZUSN
6. SKLGUAGEL
7. THHAURNO
8. ABOHNUTA
9. EPSNOR
10. SBLEA
11. GEREEBW
12. RTNARLKEOIO
13. ETRAIPKR
14. IAKTEGDNNRRE
15. NRNDGGAU
16. TAGALWH
17. ENNTAZ
18. TUHECNR
19. EOLGIRIN
20. FALALWNTU
21. DIMNEEEG
22. LSPAPUA
23. ASCEHNISSTWF
24. BNHRAAC
25. AUFKASREUV
26. NKNIGDUG
27. LEHTSRVIN
28. GCUREKNNURTD
29. ELMAK
30. EHNCGLDNEARI
31. EESFREITUN
32. LGGFINEI
33. RFABE
34. ZEAARNIGGSP
35. ZENKTZAPA
36. DNLAIEGERE
37. NGUURSRDK
38. AATMSSG
39. HAKETPFSIL
40. AWFEHACDRSNT
41. NEMRVGUEN
42. ERIIUGNGSRTRE
43. GNTIBANDTUSFR
44. EKDRDUNE
45. IZEIRFTE
46. NEAIMNLCHK
47. FGNLUL
48. ESIERARN
49. WCTKIEIBL
50. GDAZNRSUT
51. ROPEULLV
52. MEIAEKHRNC
53. HSBESTCIRCHI
54. TURAREEISM
55. FLEDWEG
56. RSNUDELSGEINA
57. UARSGBPN
58. VNSIELOZN
59. NSPAEZIER
60. NZCHEANHDIE
61. RDFEP
62. IUDGLBN
63. RNHEEREFS
64. RRUCLKEEHEBGIS
65. CESRNZHEM
66. TSSIENZSA
67. LHNEFLSCEA
68. OZRNTEK

69. CETILRHS
70. EURNIGWSTP
71. ENSKDUE
72. RNEIGLTUEIWET
73. ADWUNAF
74. REIELMTEET
75. LASUDCEHB
76. SRKMTAEPUR
77. ITNUTOARFSR
78. OKTPRMSPFA
79. LESMLIPIF
80. TSRASUFFEO
81. SEIETIGLVI
82. SSAHGNTAE
83. KFWREEURE
84. GNUEKIROD
85. TNLEGEA
86. LNEERZTA
87. NRTENRE
88. RUKUFDNN
89. LAPDSLEHNZAT
90. NUANSGTCEK
91. NNEMDGAUL
92. BRIGNUTUEEL
93. TSGOHAF
94. ZUAHRRFKET
95. TRBBIAREAEU
96. ELNKDKINI
97. RTCUCHHRNEIA
98. NELDFIDBI
99. NRUNERUEGE
100. VSEESIZR
101. RBREEUNOG
102. NLIFIOTAN
103. NCGRUUHWE
104. EFEGLHHI
105. NHMUASAE
106. KMEEIIFR
107. BEDSENNSAE
108. WPISDNLIE
109. TATMNOE
110. RSTTBPNUGER
111. LSARAYATOTK
112. TONWNEART
113. OUAERP
114. TEHIUTLRNAG
115. ASWROSL
116. ARAPED
117. REKNISOTVONA
118. SENSLLWE
119. RKNSICETE
120. CIMAESNSPH
121. SUARCUHEZ
122. VILEKAR
123. IHUCEANNET
124. TAUNGCH
125. RABUZEBTSA
126. LNONHECSA
127. ERETNVA
128. HRISLTCKEE
129. WRTCHES
130. GVREEEBN
131. USSAEAMGZUNNFSM
132. NROOEMH
133. AROTKTR
134. EHCNPSRE
135. RIEEETISLP
136. TAICLENH
137. GESIDN
138. MEIGEEINH
139. NKAEMNEARM
140. EHWSIETI

141.	FNSOETEILT	146.	ESSKULAARH
142.	TSFRANGEOAN	147.	ITMCHWOT
143.	GEAWLWD	148.	ENIEUTH
144.	NNSABDENNRO	149.	OATERHDRSNF
145.	FNHOITREH	150.	NRETINET

Lösungen: Wortflüssigkeit

1.	FISCH	27.	VERHÄLTNIS
2.	AUTO	28.	UNTERDRÜCKUNG
3.	KANNE	29.	KAMEL
4.	TORPEDO	30.	GRIECHENLAND
5.	SCHUTZANZUG	31.	FEUERSTEIN
6.	GLASKUGEL	32.	FEIGLING
7.	HORNHAUT	33.	FARBE
8.	AUTOBAHN	34.	SPAZIERGANG
9.	PERSON	35.	AKZEPTANZ
10.	BLASE	36.	NIEDERLAGE
11.	GEWERBE	37.	GRUNDKURS
12.	KORRELATION	38.	SAMSTAG
13.	TIERPARK	39.	HILFSPAKT
14.	KINDERGARTEN	40.	WANDERSCHAFT
15.	RUNDGANG	41.	UNVERMÖGEN
16.	WAHLTAG	42.	REGISTRIERUNG
17.	TANZEN	43.	BRANDSTIFTUNG
18.	UNRECHT	44.	ERDKUNDE
19.	RELIGION	45.	FREIZEIT
20.	WUTANFALL	46.	MILCHKANNE
21.	GEMEINDE	47.	FÜLLUNG
22.	APPLAUS	48.	RASIEREN
23.	WISSENSCHAFT	49.	WEITBLICK
24.	NACHBAR	50.	GRUNDSATZ
25.	AUSVERKAUF	51.	PULLOVER
26.	KÜNDIGUNG	52.	MECHANIKER

53. SCHREIBTISCH
54. TRAUMREISE
55. FELDWEG
56. NIEDERLASSUNG
57. ABSPRUNG
58. INSOLVENZ
59. SPAZIEREN
60. HANDZEICHEN
61. PFERD
62. BILDUNG
63. FERNSEHER
64. KUGELSCHREIBER
65. SCHMERZEN
66. ASSISTENZ
67. SCHNEEFALL
68. KONZERT
69. TISCHLER
70. WEITSPRUNG
71. SEKUNDE
72. WEITERLEITUNG
73. AUFWAND
74. TELEMETRIE
75. SCHUBLADE
76. SUPERMARKT
77. FRUSTRATION
78. KAMPFSPORT
79. SPIELFILM
80. SAUERSTOFF
81. VIELSEITIG
82. ANGSTHASE
83. FEUERWERK
84. KODIERUNG
85. ELEGANT
86. ZENTRALE
87. RENTNER
88. RUNDFUNK
89. HANDELSPLATZ
90. ANSTECKUNG
91. ANMELDUNG
92. BEURTEILUNG
93. GASTHOF
94. KREUZFAHRT
95. BAUARBEITER
96. KLEINKIND
97. NICHTRAUCHER
98. FEINDBILD
99. ERNEUERUNG
100. REZESSIV
101. EROBERUNG
102. INFLATION
103. WUCHERUNG
104. GEHHILFE
105. AUSNAHME
106. KEIMFREI
107. ABENDESSEN
108. WINDSPIEL
109. ATEMNOT
110. SPRUNGBETT
111. KATALYSATOR
112. ANTWORTEN
113. EUROPA
114. TIERHALTUNG
115. WALROSS
116. PARADE
117. KONVERSATION
118. WELLNESS
119. ERSTICKEN
120. SCHIMPANSE
121. ZUSCHAUER
122. KLAVIER
123. EINTAUCHEN
124. ACHTUNG

125. ZAUBERSTAB
126. NASENLOCH
127. TAVERNE
128. ELEKTRISCH
129. SCHWERT
130. VERGEBEN
131. ZUSAMMENFASSUNG
132. HORMONE
133. TRAKTOR
134. SPRECHEN
135. PETERSILIE
136. NACHTEIL
137. DESIGN
138. EIGENHEIM
139. MARKENNAME
140. WEISHEIT
141. TELEFONIST
142. ORANGENSAFT
143. WALDWEG
144. SONNENBRAND
145. HINTERHOF
146. HALSKRAUSE
147. MITTWOCH
148. NEUHEIT
149. SONDERFAHRT
150. INTERNET

Implikationen erkennen

Dieser Testteil umfasst zehn Aufgaben und gibt zehn Punkte. Für die Bearbeitung hast du zehn Minuten Zeit.

Aufgabe
Gegeben sind jeweils zwei Aussagen, anhand derer eine richtige Schlussfolgerung a) bis d) abgeleitet werden soll. Kann keine Schlussfolgerung abgeleitet werden, so ist e) anzukreuzen.

WICHTIG: Für diesen Testteil gibt es Tricks, wie du dir garantiert alle Punkte sichern kannst! Verschwende nicht zu viel Zeit mit dem Üben für diesen Teil. In diesem Buch sind bewusst nicht so viele Übungsbeispiele zu finden. Es geht hier weniger ums Üben und mehr darum, die Regeln zu verstehen und sie anwenden zu können

Beispiel
Alle Gummibärchen schmecken süß.
Alles, was süß schmeckt, macht dick.

Welche Schlussfolgerung lässt sich aus diesen Aussagen ableiten?

a) Alles, was dick macht, sind Gummibärchen.
b) Einiges, was dick macht, sind Gummibärchen.
c) Einiges, was dick macht, sind keine Gummibärchen.
d) Einige Gummibärchen machen nicht dick.
e) Keine Schlussfolgerung ist richtig.

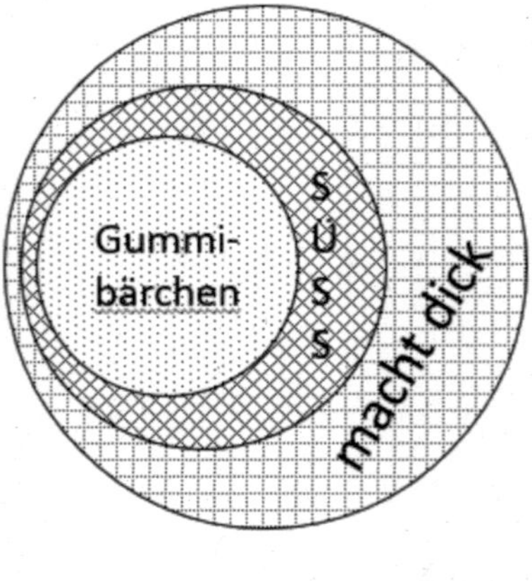

Merke dir: Die gegebenen Aussagen sind als RICHTIG zu betrachten. Auch wenn da absoluter Nonsens steht. Wenn dasteht: Alle Fische können fliegen. Dann ist das so und du musst das als geltende Aussage hinnehmen.

Vorgehensweise: Diagramme zeichnen
Alle A sind B.

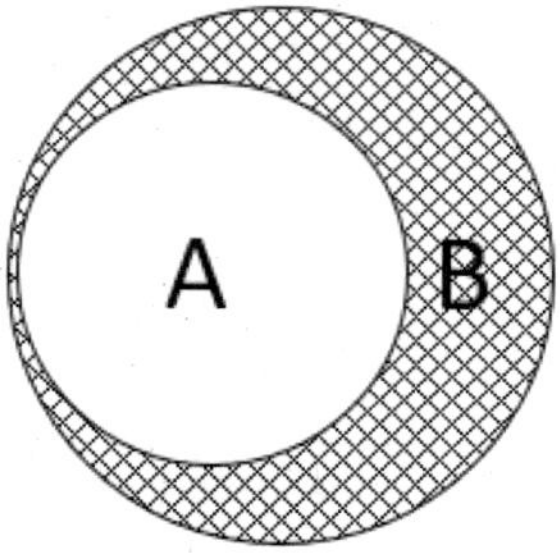

Einige A sind B.

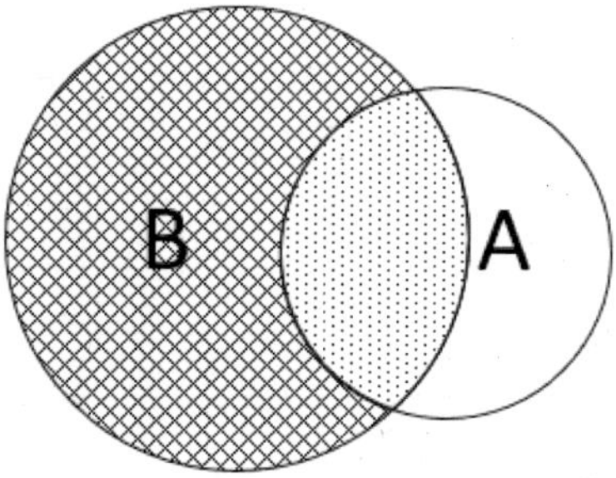

(1)

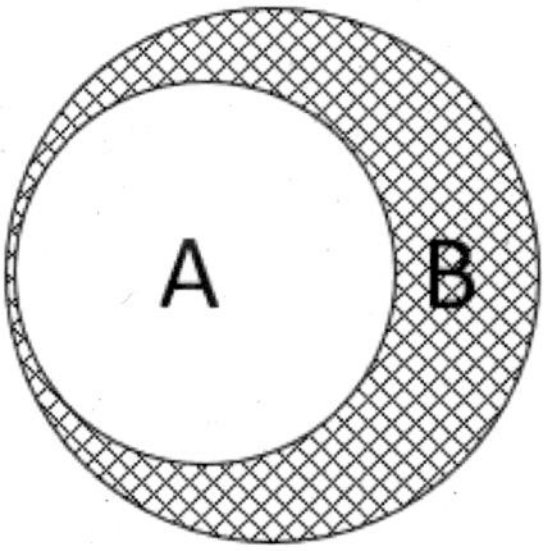

(2)

Achtung: Ich weiß NUR sicher, dass einige A B sind (1). Es könnte also auch sein, dass alle A B sind (2). Das weiß ich, aber nicht mit Sicherheit.

Du malst immer nur auf, was du SICHER weißt. Das richtige Diagramm für die Aussage „Einige A sind B." ist also Diagramm (1).

Alle A sind nicht B.

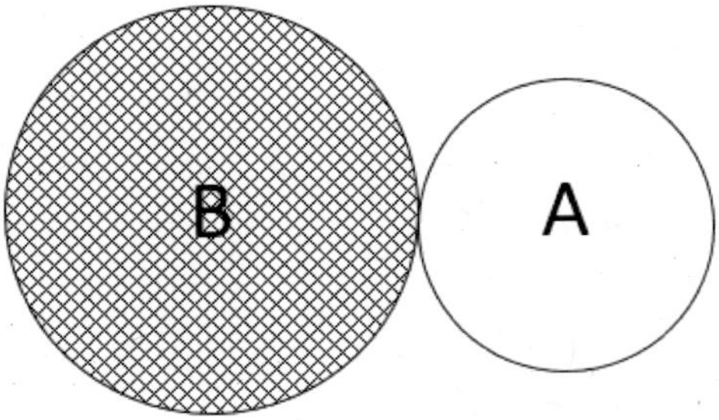

Einige A sind B.
Alle B sind C.

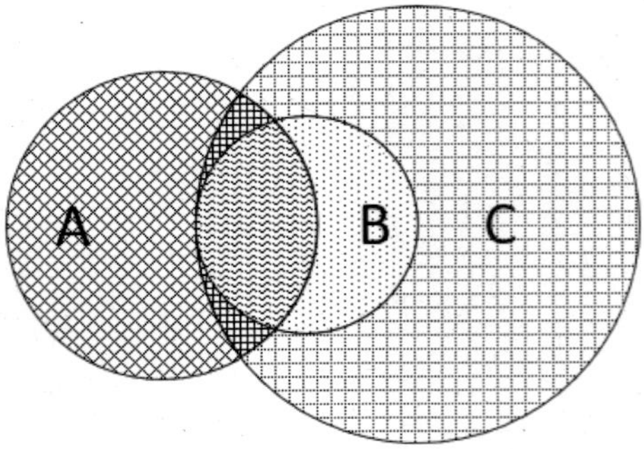

Alle A sind B.
Alle A sind C.

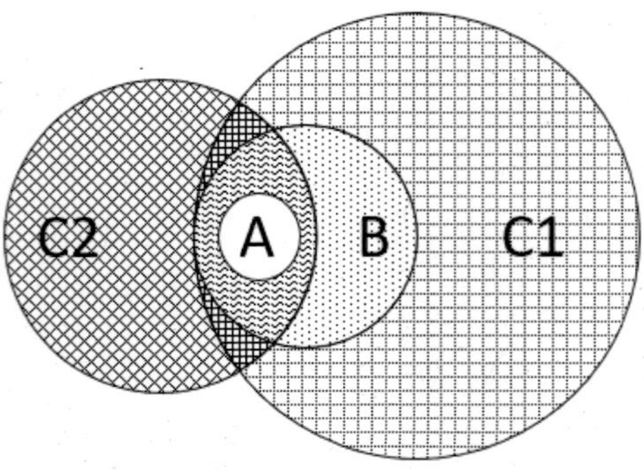

Auch hier gibt es zwei Möglichkeiten. Entweder sind alle B in C enthalten (C1) oder es sind nur einige B in C enthalten (C2). Da wir nicht genau wissen, was der Fall ist, zeichnen wir beide Möglichkeiten ein.

Fazit: Zeichne zu jeder Aufgabenstellung ein solches Diagramm. Damit ist die Aufgabe auch schon leicht zu lösen.

Die Goldenen Regeln

Es gibt sechs goldene Regeln, die du AUF JEDEN FALL auswendig kennen musst! Diese Regeln gelten IMMER!

1. Regel

- erste Aussage = verneinend (Alle A sind NICHT B.)
- zweite Aussage = verneinend
  -> immer Antwort e) richtig

2. Regel

- erste Aussage = partiell (partiell heißt, hier steht das Wörtchen einige/manche)
- zweite Aussage = partiell
  -> immer Antwort e) richtig

3. Regel (anwendbar auf unser Gummibärchenbeispiel)

- erste Aussage = bejahend
- zweite Aussage = bejahend
  -> Schlussfolgerung muss immer bejahend sein.

4. Regel

- eine der beiden Aussagen = universell (alle)
- eine der beiden Aussagen = partiell
  -> Schlussfolgerung muss immer **partiell** sein.

5. Regel

- eine der beiden Aussagen = bejahend
- eine der beiden Aussagen = verneinend
  -> Schlussfolgerung muss immer **verneinend** sein.

6. Regel

- erste Prämisse = partiell verneinend

- zweite Prämisse = universell bejahend
  -> einzig mögliche Schlussfolgerung: **partiell verneinend**

Übungsbeispiele

Welche Schlussfolgerung lässt sich ableiten?

1. Alle Insekten sind Tiere.
Alle Käfer sind Insekten.
a) Kein Tier ist ein Käfer.
b) Alle Käfer sind Tiere.
c) Einige Käfer sind nicht Tiere.
d) Alle Tiere sind Insekten.
e) Keine Schlussfolgerung ist richtig.

2. Einige Kuscheltiere sind flauschig.
Alle Häschen sind Kuscheltiere.
a) Alle Häschen sind flauschig.
b) Einige Häschen sind flauschig.
c) Einige Häschen sind nicht flauschig.
d) Einige Flauschige sind Häschen.
e) Keine Schlussfolgerung ist richtig.

3. Kein S ist B.
Alle P sind S.
a) Alle B sind nicht P.
b) Einige B sind P.
c) Einige P sind B.
d) Alle P sind B.
e) Keine Schlussfolgerung ist richtig.

4. Kein Blau ist Gelb.
Kein Gelb ist Grün.
a) Kein Blau ist Grün.
b) Kein Grün ist Blau.
c) Einiges Blaue ist nicht grün.

d) Einiges Grüne ist nicht blau.
e) Keine Schlussfolgerung ist richtig.

5. Alle M sind nicht W.
Alle S sind W.
a) Einige S sind M
b) Einige S sind nicht M
c) Einige M sind S
d) Alle S sind M
e) Keine Schlussfolgerung ist richtig

6. Einige Weizen sind Getreide.
Alle Gersten sind Getreide.
a) Alle Weizen sind Getreide.
b) Einige Gersten sind Getreide.
c) Einige Weizen sind Gersten.
d) Einige Weizen sind nicht Gersten.
e) Keine Schlussfolgerung ist richtig.

7. Einige P sind R.
Einige R sind H.
a) Einige P sind H.
b) Einige H sind P.
c) Einige P sind nicht H.
d) Kein P ist H.
e) Keine Schlussfolgerung ist richtig.

8. Kein S ist B.
Einige H sind S.
a) Einige B sind nicht H.
b) Kein H ist B.
c) Einige H sind B.
d) Einige H sind nicht B.
e) Keine Schlussfolgerung ist richtig.

9. Alle Schränke sind Möbel.
Kein Schreibtisch ist ein Schrank.
a) Keine Schreibtische sind Möbel.
b) Einige Schreibtische sind nicht Möbel.
c) Einige Schreibtische sind Möbel.
d) Keine Möbel sind Schreibtische.
e) Keine Schlussfolgerung ist richtig.

10. Alle Pilze sind nicht Magnolien.
Alle Kräuter sind Magnolien.
a) Einige Kräuter sind Pilze.
b) Einige Kräuter sind nicht Pilze.
c) Einige Pilze sind Kräuter.
d) Alle Kräuter sind Pilze.
e) Keine Schlussfolgerung ist richtig.

Lösungen: Implikationen erkennen

1. b)

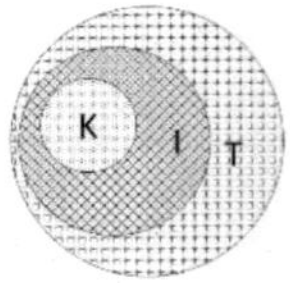

2. e)

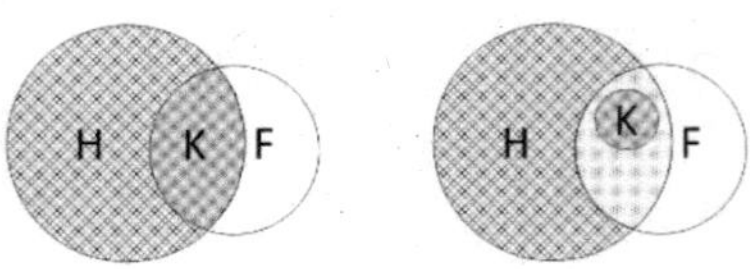

3. a)

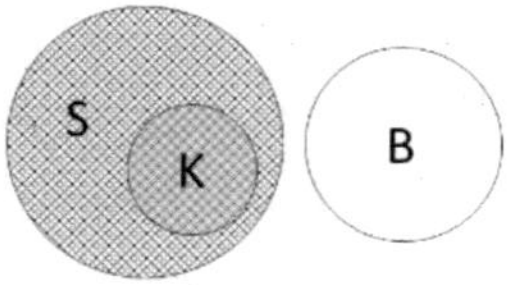

4. e)

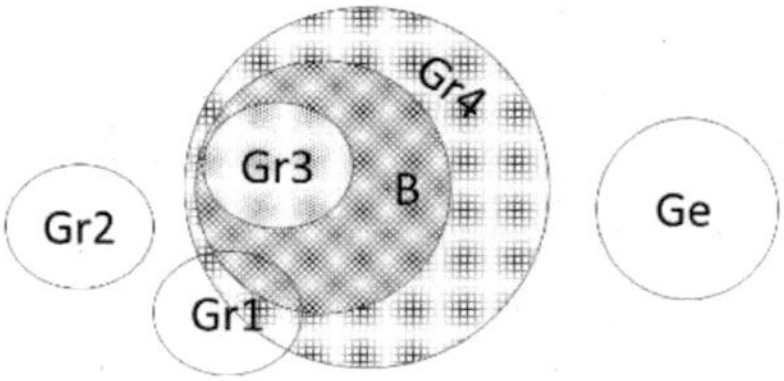

5. b)

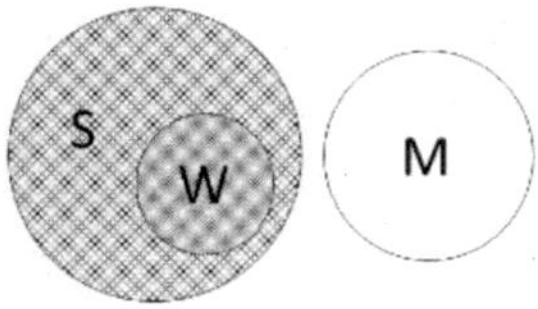

6. e)

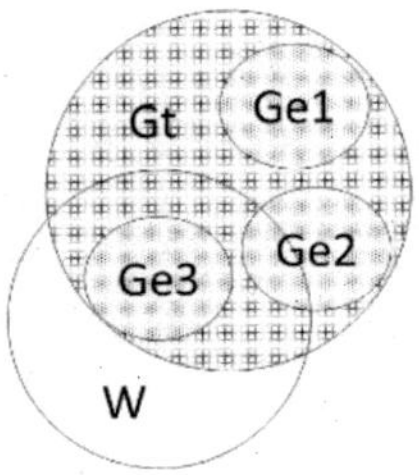

7. e)

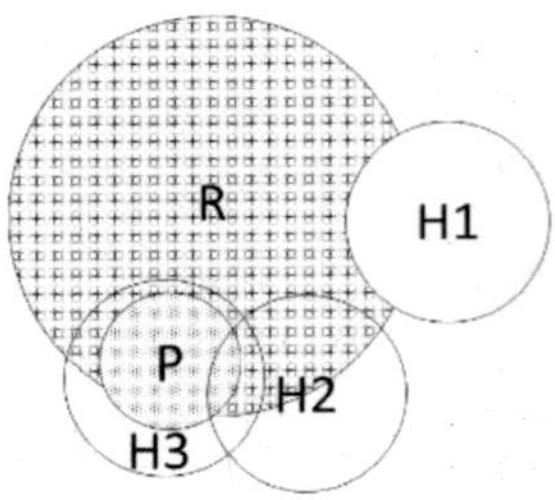

8. a)

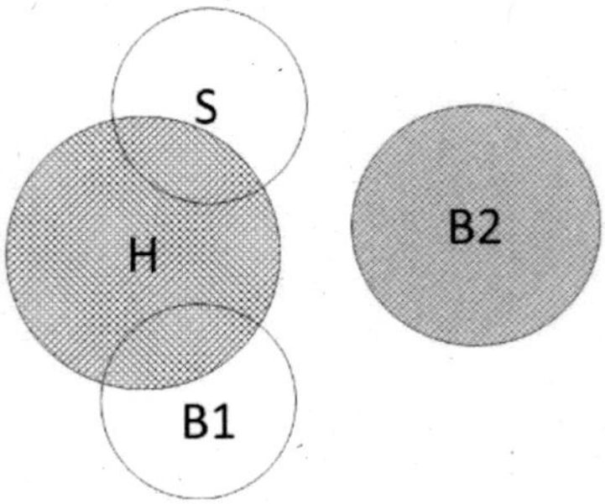

9. e)

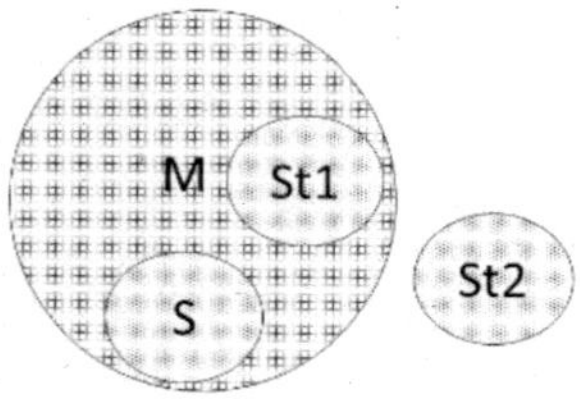

10. b)

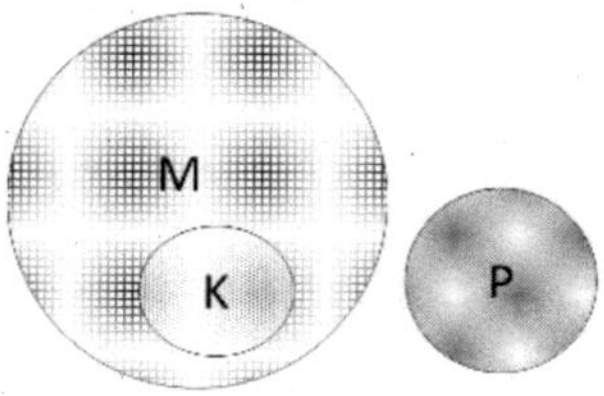

Sozial-emotionale Kompetenzen

Emotionen erkennen

Hier wirst du auf die Fähigkeit hin getestet, aus einer beschriebenen Situation herauszulesen, wie sich eine bestimmte Person in dieser Situation fühlen könnte. Die Aufgaben bestehen aus Situationsschilderungen aus Sicht einer bestimmten Person. Aus dieser Beschreibung sollst du herauslesen, wie sich eine bestimmte Person in dieser Situation wahrscheinlich fühlt. Unterhalb der Situationsbeschreibungen sind fünf mögliche Emotionen angegeben, die die Person in dieser Situation fühlen könnte. Du sollst für jede einzelne der fünf Emotionen angeben, ob sie eher wahrscheinlich oder eher unwahrscheinlich ist.

Für die zehn Aufgaben hast du **15 Minuten** Zeit. Erfahrungsgemäß lässt sich sagen, dass hier niemand glänzend abschneidet. Es ist bereits ein gutes Ergebnis, wenn du dir hier die Hälfte der Punkte sicherst.

Beispielaufgabe
Tanja trifft auf einem Klassentreffen eine gute Schulfreundin, die nun bereits seit vielen Jahren im Ausland lebt. Während der Schulzeit waren sie beste Freundinnen. Ursprünglich hatte die Freundin ihren Besuch am Klassentreffen aus beruflichen Gründen abgesagt. Wie fühlt sich Tanja in dieser Situation?

	eher wahrscheinlich	**eher unwahrscheinlich**
a) Sie ist ausgeglichen.		**X**
b) Sie ist dankbar.		**X**
c) Sie freut sich.	**X**	
d) Sie ist überrascht.	**X**	
e) Sie ist zuversichtlich.		**X**

Erklärung

a) Wir erfahren im Text nicht, ob Tanja ausgeglichen ist. -> eher unwahrscheinlich

b) Wir erfahren im Text nicht, ob Tanjas Freundin nur ihr zuliebe erschienen ist und sie daher dankbar ist. -> eher unwahrscheinlich

c) Wir erfahren aus dem Text, dass sie ehemals beste Freundinnen waren, daher ist es wahrscheinlich, dass Tanja sich freut, sie zu sehen. -> eher wahrscheinlich

d) Wir erfahren aus dem Text, dass Tanja nicht mit dem Erscheinen ihrer ehemaligen Freundin gerechnet hat. Es ist also wahrscheinlich, dass sie überrascht ist. -> eher wahrscheinlich

e) Wir erfahren im Text nicht, wie Tanja die Zukunft sieht, daher können wir nicht sagen, ob sie zuversichtlich ist. -> eher unwahrscheinlich

Was sind Emotionen?

Emotionen sind kurze bewusste Erlebnisse. Sie dauern meist nur ein paar Sekunden und haben einen abgrenzbaren Beginn und ein abgrenzbares Ende.

- Eine positive Gegebenheit kann zu **Freude/Zufriedenheit** führen
- Eine positive zukünftige Gegebenheit kann zu **Hoffnung/Zuversicht** führen.

- Eine negative (unkontrollierbare) Gegebenheit kann zu **Traurigkeit/Hoffnungslosigkeit/Ärger/Enttäuschung** führen.
- Eine negative zukünftige Gegebenheit kannst du **Furcht/Angst** führen.
- Das Eintreten einer unvorhersehbaren Situation kann zu **Überraschung** führen.
- Ein negatives Ereignis, welches nicht die eigene Schuld ist, kann zu **Verlegenheit** führen.
- Ein negatives Ereignis, welches die eigene Schuld ist, kann **Schuldgefühle** hervorrufen.
- Die Zuneigung/Zuwendung einer anderen Person kann zu **Dankbarkeit** oder **Liebe** führen.
- Anderen Personen gegenüber können negative Emotionen wie **Neid, Eifersucht** oder **Abneigung** empfunden werden.

Strategien
Bei der Lösung der Aufgaben geht es nicht darum, was die Person alles fühlen könnte, sondern nur, was du aus den angegebenen Informationen ableiten kannst. Wenn eine Emotion also nicht mit Sicherheit aus der Beschreibung ableitbar ist, so ist sie stets **eher unwahrscheinlich**. In den letzten Jahren waren in den Aufgaben des MedAT immer zwei oder drei Emotionen eher wahrscheinlich.

Hat die beschriebene Situation einen positiven Ausgang, so werden die negativen Emotionen **eher unwahrscheinlich** sein. Hat die beschriebene Situation einen negativen Ausgang, so werden die positiven Emotionen **eher unwahrscheinlich** sein.

Du solltest dir bei jeder Aufgabe überlegen, ob die beschriebene Person eine Erwartungshaltung hat und ob sich das Ereignis auf die Hauptperson bezieht oder auf eine andere Person (dann stehen hier die Emotionen im Vordergrund, welche die Hauptperson gegenüber der anderen Person empfindet).

Übungsaufgaben

1. Carmen ist vor kurzem mit ihren Kindern in die Niederlande gezogen. Sie beherrschen die Sprache noch nicht so gut. Die Kinder werden in der Schule wegen ihrer Sprache gemobbt. Es finden Gespräche statt und die Eltern sind sehr bemüht. Doch das Mobbing nimmt kein Ende. Wie fühlt sich Carmen?

	eher wahrscheinlich	eher unwahrscheinlich
a) Sie liebt ihre Kinder.		
b) Sie bereut etwas.		
c) Sie fühlt sich schuldig.		
d) Sie hat Angst.		
e) Sie hat Mitleid.		

2. Natalie ist Hochzeitsplanerin. Bei einer Hochzeit werden die Blumengestecke sehr kurzfristig geliefert, wie es schon vorher angekündigt war. Sie muss die Gestecke daher selbst machen. Sie hat es schon einmal gemacht und weiß, dass sie es kann, aber sie ist unter Zeitdruck. Wie fühlt sich Natalie?

	eher wahrscheinlich	eher unwahrscheinlich
a) herausgefordert und motiviert		
b) zuversichtlich		
c) entmutigt		
d) angespannt		
e) frustriert		

3. Bei einem Klassentreffen hört Tom, wie ein alter Schulkollege mit seiner neuen Beförderung prahlt. Er selbst ist sehr engagiert in seiner Arbeit und hat auf eine Beförderung gehofft, die er aber nicht erhalten hat. Er mochte den Schulkollegen damals schon nicht. Er denkt, er hatte schon immer nur Glück. Wie fühlt sich Tom?

	eher wahrscheinlich	eher unwahrscheinlich
a) Er ist enttäuscht.		
b) Er ist eifersüchtig.		
c) Er ist neidisch.		
d) Er ist glücklich.		
e) Er ist frustriert.		

4. Tim hat seine langjährige Lebensgefährtin an Krebs verloren. Sie haben eine gute Beziehung gehabt. Sie hatte ihre Freunde für die Beziehung aufgegeben und auch Tim hat sich nur noch um die Beziehung gekümmert, auch wenn seine Lebensgefährtin das nicht von ihm verlangt hatte. Da er schon immer Schwierigkeiten mit dem Alleinsein hatte, weiß er nicht, wie er jetzt weitermachen soll. Nun, da sie gestorben ist, hat er niemanden mehr. Wie fühlt sich Tim?

	eher wahrscheinlich	eher unwahrscheinlich
a) Er ist traurig.		
b) Er hat Angst.		
c) Er bereut etwas.		
d) Er ist zuversichtlich.		
e) Er schämt sich.		

5. Fabienne hat bei einem Sportturnier mitgemacht. Ihre Freundinnen wollten sie im Team haben, weil sie sehr geschickt ist. Sie ist über sich hinausgewachsen und ihr Team hat durch ihre Anstrengungen letztendlich gewonnen. Leider kann sie nächstes Jahr aufgrund einer Altersbeschränkung nicht mehr am Turnier teilnehmen. Wie fühlt sich Fabienne?

	eher wahrscheinlich	eher unwahrscheinlich
a) Sie ist traurig.		
b) Sie ist stolz.		
c) Sie ist engagiert und motiviert.		
d) Sie ist frustriert.		
e) Sie fühlt sich schuldig.		

6. Clara arbeitet an der Uni und macht nebenbei ihr Doktorat. Sie ist verheiratet und hat zwei Kinder. Ihr Mann passt während dieser Zeit bereitwillig auf die Kinder auf. Nun schließt sie ihr Doktorat ab und bekommt gleich eine Festanstellung am Institut. Wie fühlt sich Clara?

	eher wahrscheinlich	eher unwahrscheinlich
a) Sie ist dankbar.		
b) Sie freut sich.		
c) Sie ist zuversichtlich.		
d) Sie ist engagiert und motiviert.		
e) Sie ist erleichtert.		

7. Bernd hat schon auf viele Stellenanzeigen seine Bewerbungsunterlagen geschickt. Jetzt hat er endlich eine Zusage erhalten. Es ist eine Stelle, in der er bereits Erfahrungen aus seinem früheren Beruf vorweisen kann. Wie fühlt sich Bernd?

	eher wahrscheinlich	eher unwahrscheinlich
a) Er ist zuversichtlich.		
b) Er ist motiviert.		
c) Er freut sich.		
d) Er hat Angst.		
e) Er ist hoffnungsvoll.		

8. Frau Keller findet eine Geldbörse am Boden. Sie hebt die Geldbörse auf und steckt sie ein. Dabei wird sie von einem Mann erwischt. Wie fühlt sie sich in dieser Situation?

	eher wahrscheinlich	eher unwahrscheinlich
a) Sie schämt sich.		
b) Sie ist wütend.		
c) Sie bereut etwas.		
d) Sie hat Angst.		
e) Sie fühlt sich schuldig.		

9. Isabella hat für ein Aufnahmeverfahren nicht den ganzen Stoff gelernt und glücklicherweise wird sie trotzdem aufgenommen. Wie fühlt sie sich in dieser Situation?

	eher wahrscheinlich	eher unwahrscheinlich
a) Sie ist erleichtert.		
b) Sie bedauert etwas.		
c) Sie freut sich.		
d) Sie hat Angst.		
e) Sie schämt sich.		

10. Herr Weber spielt im örtlichen Fußballverein. Kurz vor einem wichtigen Spiel gegen einen benachbarten Verein, für das er lange und intensiv trainiert hat, bricht er sich das rechte Bein. Wie fühlt er sich in dieser Situation?

	eher wahrscheinlich	eher unwahrscheinlich
a) Er ist enttäuscht.		
b) Er fühlt sich schuldig.		
c) Er ist motiviert.		
d) Er ist frustriert.		
e) Er ist wütend.		

Lösungen: Emotionen erkennen

1.

	eher wahrscheinlich	eher unwahrscheinlich
a) Sie liebt ihre Kinder.	x	
b) Sie bereut etwas.		x
c) Sie fühlt sich schuldig.		x
d) Sie hat Angst.	x	
e) Sie hat Mitleid.		x

2.

	eher wahrscheinlich	eher unwahrscheinlich
a) herausgefordert und motiviert	x	
b) zuversichtlich	x	
c) entmutigt		x
d) angespannt	x	
e) frustriert		x

3.

	eher wahrscheinlich	eher unwahrscheinlich
a) Er ist enttäuscht.	x	
b) Er ist eifersüchtig.		x

c) Er ist neidisch.	x	
d) Er ist glücklich.		x
e) Er ist frustriert.	x	

4.

	eher wahrscheinlich	eher unwahrscheinlich
a) Er ist traurig.	x	
b) Er hat Angst.	x	
c) Er bereut etwas.		x
d) Er ist zuversichtlich.		x
e) Er schämt sich.		x

5.

	eher wahrscheinlich	eher unwahrscheinlich
a) Sie ist traurig.		x
b) Sie ist stolz.	x	
c) Sie ist engagiert und motiviert.	x	
d) Sie ist frustriert.		x
e) Sie fühlt sich schuldig.		x

6.

	eher wahrscheinlich	eher unwahrschein-lich
a) Sie ist dankbar.		x
b) Sie freut sich.	x	
c) Sie ist zuversicht-lich.		x
d) Sie ist engagiert und motiviert.	x	
e) Sie ist erleichtert.		x

7.

	eher wahrscheinlich	eher unwahrschein-lich
a) Er ist zuversicht-lich.	x	
b) Er ist motiviert.	x	
c) Er freut sich.	x	
d) Er hat Angst.		x
e) Er ist hoffnungs-voll.	x	

8.

	eher wahrscheinlich	eher unwahrschein-lich
a) Sie schämt sich.	x	
b) Sie ist wütend.		x

c) Sie bereut etwas.	x	
d) Sie hat Angst.		x
e) Sie fühlt sich schuldig.		x

9.

	eher wahrscheinlich	eher unwahrscheinlich
a) Sie ist erleichtert.	x	
b) Sie bedauert etwas.		x
c) Sie freut sich.	x	
d) Sie hat Angst.		x
e) Sie schämt sich.		x

10.

	eher wahrscheinlich	eher unwahrscheinlich
a) Er ist enttäuscht.	x	
b) Er fühlt sich schuldig.		x
c) Er ist motiviert.		x
d) Er ist frustriert.	x	
e) Er ist wütend.		x

Soziales Entscheiden

„Mit den folgenden Aufgaben soll herausgefunden werden, wie Sie in sozialen Situationen Entscheidungen treffen und welche Überlegungen Sie hierbei anstellen." – so die Testautoren zu diesem Untertest. Es wird also abgeprüft, ob du sozial angesehene und moralische Entscheidungen treffen kannst.

In diesem Untertest werden unterschiedliche soziale Alltags- und Berufssituationen, in denen eine Person eine Entscheidung treffen muss, beschrieben. Gegeben sind fünf Überlegungen a) bis e), die bei der Entscheidungsfindung eine Rolle spielen. Von dir wird erwartet, dass du dich in die Rolle des Entscheidungstreffenden versetzt und darüber nachdenkst, wie wichtig die einzelnen Überlegungen für die gegebene Situation sind.

Ordne die fünf Überlegungen nach ihrer Wichtigkeit. Für diesen unter Test hast du 15 Minuten Zeit, um zehn Beispiele zu lösen. Es ist keinerlei Vorwissen nötig, für die Entscheidungsfindung zählen lediglich die Informationen aus dem Text.

Beispiel
„Rita kauft in einem teuren Laden ein. Es ist allgemein bekannt, dass der Laden seine Kunden gelegentlich ausnimmt. Sie bekommt an der Kasse zu viel Wechselgeld zurück. Rita ist unsicher, wie sie reagieren soll.

Wie relevant sollten Ihrer Meinung nach die folgenden Überlegungen, die Rita bei ihrer Entscheidung angestellt haben könnte, sein?"

A) „Würde ich durch mein Verhalten dem Verkäufer mehr schaden als dem Laden?"
B) „Würde es meine Pflicht sein, immer das überschüssige Wechselgeld zurückzugeben?"
C) „Würden andere an meiner Stelle das Wechselgeld zurückgeben?"
D) „Würde ich das Wechselgeld für notwendige Anschaffungen benötigen?"
E) „Würde jemand dahinterkommen, dass ich zu viel Wechselgeld zurückbekommen habe?"

Lösung: 1 A), 2 B), 3 C), 4 D), 5 E)

(Quelle Virtueller Campus Meduni Graz: vmc.medunigraz.at/add-on/pluginfile.php/256853/mod_resource/content/8/IB_SE_2020_1_fin.pdf)

Dieser Testteil kann leider nicht wirklich gut trainiert werden und sollte deshalb in deiner Vorbereitung für den MedAT auch am wenigsten Zeit in Anspruch nehmen. Auch über die tatsächliche Lösung der Aufgaben ist wenig bekannt und erlaubt wohl viel subjektiven Spielraum.

Nichtsdestotrotz gibt es ein paar Leitprinzipien, die du gut kennen solltest und die dir helfen werden, einen Großteil der Aufgaben richtig zu beantworten. Viele uns bekannte ehemalige MedAT-Absolventen konnten mithilfe dieser Leitprinzipien einen Großteil der Punkte in diesem Untertest erreichen.

Merke dir auch Folgendes: Die Reihung der Überlegungen muss nicht zwangsläufig das Moralischste sein. Wichtig ist viel mehr die richtige Entscheidung *in der gegebenen Rolle* zu treffen. So wird jemand in einer leitenden Rolle bei einer Pharmafirma eine eher gewinnorientierte Entscheidung treffen, während es einem Arzt mehr darum geht, eine kranke Person unabhängig von den Kosten zu heilen. Bezieht also immer mit ein, wer der Entscheidungsträger ist.

Leitfaden

Im Folgenden haben wir sieben Prinzipien ihrer (moralischen) Wichtigkeit nach gereiht. Es sind deshalb sieben und nicht fünf (entsprechend den fünf Überlegungen in den Aufgaben), weil die fünf Überlegungen nicht immer identisch sind. Fast immer kannst du aber eine der Überlegungen auf eine der sieben Prinzipien übertragen:

1. zwischenmenschliche Pflicht/das Richtige tun (z.B. ein neues Medikament auf den Markt bringen, um kranken Menschen zu helfen)
2. allgemeiner gesellschaftlicher Nutzen (z.B. ein neues Medikament auf den Markt bringen, um die allgemeine Gesundheit zu fördern)
3. Pflicht in der jeweiligen Rolle (z.B. Pflicht des Chefs einer Pharmafirma, Geld zu verdienen)
4. Was würden andere in meiner Situation tun?

5. eigener Vorteil/eigene positive Konsequenz (z.B. finanzieller Gewinn)
6. andere enttäuschen/der Rolle nicht gerecht werden (z.B. ein Medikament auf den Markt bringen, auch wenn es keinen finanziellen Vorteil bringt und so der leitenden Rolle in der Pharmafirma nicht gerecht werden)
7. eigener Nachteil/eigene negative Konsequenz (z.B. finanzieller Verlust)

Punktevergabe
Über die Punktevergabe dieses Untertests gibt es leider keine offiziellen Informationen. Das Testergebnis ergibt sich laut den Testautoren „aus der Übereinstimmung Ihrer Rangreihung und der aus der Theorie abgeleiteten Rangreihung“. Die erreichten Punkte entsprechen also dem Grad der Übereinstimmung mit der korrekten Reihung. In den letzten Jahren konnte pro Aufgabe maximal ein Punkt erreicht werden. Je nachdem wie nahe man an der korrekten Reihung lag, konnte man so für eine Aufgabe auch Teilpunkte (0,9 Punkte oder 0,5 Punkte usw.) erhalten.

Übungsaufgaben

1. Eine ältere Dame gibt Hans einen 5-Euro-Schein, weil sie vermutet, dass er diesen verloren hat. Wie relevant sollten folgende Aussagen sein?
a) Kann ich mir etwas kaufen, das ich schon länger haben will, wenn ich das Geld annehme?
b) Würden andere das Geld an meiner Stelle annehmen?
c) Könnte ich Ärger bekommen, wenn sich herausstellt, dass es nicht mein Geld ist?
d) Wäre es gesetzlich richtig, das Geld nicht anzunehmen?
e) Hätte der wahre Besitzer einen Schaden davon, wenn ich das Geld einstecke?

2. Lisa hat heute ein Date und möchte die Lieblingsjacke ihrer Mitbewohnerin ausborgen. Diese leiht ihre Sachen nicht gerne her, ist aber über das Wochenende nicht zu Hause. Lisa denkt nun darüber nach, die Jacke heimlich auszuleihen. Wie relevant sollten folgende Überlegungen sein?

a) Was würden andere an meiner Stelle tun?
b) Wäre meine Mitbewohnerin sehr gekränkt, wenn ihrer Lieblingsjacke etwas zustoßen würde?
c) Könnte sie dahinterkommen, dass ich ihre Jacke ausgeliehen habe?
d) Würde ich bei meinem Date einen besseren Eindruck machen, wenn ich die Jacke trage?
e) Wäre es meine Pflicht als gute Mitbewohnerin, vorher um Erlaubnis zu fragen?

3. Tobias hat beim Spielen versehentlich die Vase seiner Mutter kaputt gemacht. Nun denkt er darüber nach, es zu verheimlichen, sodass seine Mutter vielleicht denkt, es sei die Katze gewesen. Wie relevant sind seine Überlegungen?
a) Könnte meine Mutter dahinterkommen, dass ich die Vase zerbrochen habe?
b) Würde ich Ärger bekommen, wenn ich es ehrlich beichte?
c) Sollte man nicht immer die Wahrheit sagen?
d) Könnte vielleicht mein Bruder zu Unrecht beschuldigt werden?
e) Was würde eine andere Person in meiner Lage tun?

4. Tatjana bekommt während einer Grippewelle Fieber. Bei ihr im Büro sind bereits viele Kollegen krankgeschrieben, weshalb sie überlegt, ob sie trotz der Erkrankung zur Arbeit gehen soll, da schon so viele Mitarbeiter ausgefallen sind. Ordne die folgenden Überlegungen nach ihrer Relevanz.
a) Könnte ich noch mehr Mitarbeiter anstecken, wenn ich zur Arbeit gehe?
b) Was würden meine Kollegen in meiner Situation tun?
c) Würde ich Sympathiepunkte machen, wenn ich trotzdem zur Arbeit gehe?
d) Würde ich schlechte Arbeit leisten, wenn ich krank zur Arbeit gehe?
e) Würde ich Ärger bekommen, wenn ich erscheine, weil ich andere gefährde, sich anzustecken?

5. Peter hat familiäre Probleme und kann deshalb die Hausübungen nicht machen. Er gibt beim Lehrer keine ab. Der Lehrer gibt ihm eine schlechte Note. Norbert weiß, dass all dies aufgrund der familiären Angelegenheiten geschieht und überlegt, ob er dies dem Lehrer erklären soll. Ordne, welche Überlegungen deiner Meinung nach für Norberts Entscheidung am relevantesten sein sollen.
a) Würde ich Peter damit helfen?
b) Wäre Peter mir dankbar, wenn er dadurch bessere Noten bekäme?
c) Wäre Peter wütend, wenn ich hinter seinem Rücken mit dem Lehrer spreche?
d) Was würde Peter in meiner Situation tun?
e) Ist es nicht meine Pflicht, den Lehrer aufzuklären?

6. Leonard hat vor einigen Wochen eine gute Freundin seiner festen Freundin Sabrina kennengelernt. Seit einiger Zeit schreibt ihm diese ständig Nachrichten und möchte sich mit ihm treffen. Nun überlegt er, ob er es Sabrina erzählen soll. Wie relevant sind seine Überlegungen?
a) Was würde Sabrina an meiner Stelle tun?
b) Sollte man in einer Beziehung nicht immer ehrlich zueinander sein?
c) Könnte es sich um ein Missverständnis handeln und ich würde am Ende als Idiot dastehen?
d) Könnte ich die Freundin zu Unrecht verdächtigen?
e) Würde ich Sabrina verletzen, wenn ich ihr das erzähle?

7. Ein Assistenzarzt merkt bei der Auswertung der Daten einer Blutprobe, dass es sich bei der Probe um venöses statt arterielles Blut handeln muss. Sein Oberarzt, der sehr streng ist, hatte um die rasche Auswertung einer arteriellen Probe gebeten. Nun überlegt der Assistenzarzt, ein paar der Werte einfach so umzurechnen, wie sie in arteriellem Blut vorliegen könnten, auch wenn dies nicht ganz korrekt wäre. Wie relevant sind seine Überlegungen?
a) Könnten sich die falschen Werte negativ auf die Behandlung des Patienten auswirken?
b) Würde ich Ärger bekommen, wenn ich beichte, dass ich versehentlich venöses Blut entnommen habe und nun noch einmal eine arterielle Blutprobe entnehmen muss?

c) Könnte der Oberarzt dahinterkommen, dass ich die Werte frisiert habe?
d) Wäre ich ein schlechter Arzt, wenn ich meinen Fehler vertusche?
e) Was würden meine Kollegen in meiner Situation tun?

8. Marlene soll, während die Nachbarn im Urlaub sind, nach der Katze schauen. Eines Abends ist sie müde und hat keine Lust. Wie relevant sind ihre Überlegungen?
a) Sollte man Versprechen nicht immer halten?
b) Ist es eine Zeitverschwendung, da bis jetzt sowieso immer alles in Ordnung war?
c) Wären meine Nachbarn sehr betrübt, wenn etwas mit der Katze passieren würde?
d) Würde ich mich schuldig fühlen, wenn der Katze etwas zustoßen würde, weil ich nicht nach ihr gesehen habe?
e) Könnten meine Nachbarn dahinterkommen, dass ich nicht nach ihr gesehen habe?

9. Marcel nimmt seine neue Freundin heute zu einer Party mit. Als er sie von zu Hause abholt, fragt sie ihn, wie sie in dem Kleid aussieht, das sie trägt. Marcel findet das Kleid für die Party unpassend und es gefällt ihm auch nicht. Wie wichtig sind deiner Meinung nach die folgenden Überlegungen?
a) Würden meine Freunde mich auslachen, weil meine Freundin ein hässliches Kleid trägt?
b) Wäre meine Freundin verletzt, wenn ich ihr sage, dass mir das Kleid nicht gefällt?
c) Sollte ich nicht immer ehrlich meine Meinung sagen?
d) Was würde meine Freundin tun, wenn es andersherum wäre und ihr nicht gefiele, was ich trage?
e) Würde sich vielleicht jemand auf der Party über sie lustig machen, weil sie unpassend gekleidet ist?

10. Maria hat ihrer Oma versprochen, nach der Schule zu ihr zu kommen, um sie zu besuchen. Eine Freundin hat sie nun gefragt, ob sie mit ihr und ein paar anderen Mädchen, mit denen Maria schon länger gern befreundet wäre, ins Kino gehen möchte. Nun überlegt sie, ihre Oma anzuschwindeln und zu sagen, sie müsse dringend etwas für die Schule tun. Wie relevant sind Marias Überlegungen?
a) Was würden andere in meiner Situation tun?
b) Könnte meine Oma dahinterkommen, dass ich lüge?
c) Wäre meine Oma sehr traurig, wenn ich ihr für heute absage?
d) Könnte ich mich endlich mit den Mädchen anfreunden, wenn ich mit ins Kino gehe?
e) Wäre ich eine schlechte Enkelin, wenn ich meine Oma versetze, nur um ins Kino zu gehen?

Lösungen: Soziales Entscheiden

1: e) → d) → b) → a) → c)

2: b) → e) → a) → d)→ c)

3: d) → c) → c) → b) → a)

4: a) → d) → b) → c) → e)

5: a) → e) → d) → c) → b)

6: e) → d) → b) → a) → c)

7: a) → d) → e) → c) → d)

8: c) → a) → d) → b) → e)

9: e) → b) → c) → d) → a)

10: c) → e) → a) → d) → b)

Zahlreiche interaktive Aufgaben, Übungen und Lösungen

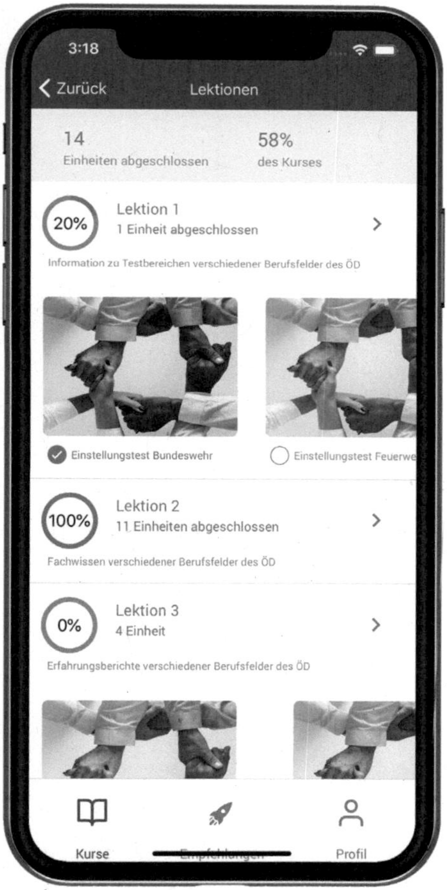

Im Google Play-Store und im AppStore von Apple erhältlich

Einfache Navigation zwischen allen Lektionen, Themen und Tests

Mit der Plakos-App hebst du deine Einstellungstest-Vorbereitung auf ein neues Level! Du profitierst von Lösungswegen und ausführlichen Erklärungen zu jeder Aufgabe. Am Ende bekommst du eine Auswertung deiner Ergebnisse. Sichere dir jetzt deinen Vorteil gegenüber anderen Mitbewerbern! Wähle die gewünschte Berufsgruppe aus und melde dich mit deinen Zugangsdaten aus dem Mitgliederbereich der Plakos Akademie an. Es werden dir dann die passenden Übungen für den Einstellungstest angezeigt.

Da du bereits dieses Buch erworben hast, möchten wir dir an dieser Stelle einen **Gutschein für unsere Online-Programme in Höhe von 10 Euro** schenken.

Die folgende Kurzanleitung beschreibt dir, wie du den Gutschein einlösen kannst:

1. Öffne den Browser auf deinem Smartphone, Tablet oder deinem Desktopcomputer.
2. Scanne den QR-Code oder gib die folgende URL in die Adresszeile ein oder: plakos-akademie.de/produkt/app/

3. Mit dem Produkt „Testtrainer App" hast du Zugriff auf fünf unserer Kurse: Testtrainer, Allgemeinwissen, Konzentration, Logik und Sprache.
4. Gib am Ende des Bestellprozesses den folgenden Gutscheincode ein. Bitte beachte, dass mit dem Gutscheincode in der Testtrainer App nicht alle Plakos-Akademie-Kurse freischaltet sind.

BuchRabatt10

Bei Fragen kannst du gerne eine E-Mail an support@plakos.de senden. Antworten auf häufig gestellte Fragen findest du auch auf der Webseite plakos-akademie.de/kundenservice/. Eine Übersicht zu allen Lern-Apps von Plakos findest du unter plakos-akademie.de/kundenservice-apps/.

Nachwort

Wir, die Autoren dieses Buches, sind eine Medizinstudentin sowie ein Assistenzarzt, die einmal selbst vor der Hürde des MedAT standen und den Traum hatten, Medizin zu studieren. Gemeinsam haben wir uns des Projekts angenommen, einen Leitfaden zu verfassen, der die Grundlage für die perfekte Vorbereitung auf den MedAT liefert und nicht nur unsere eigenen Erfahrungen, sondern auch die unserer Freunde, Kollegen und Studienkollegen mit einfließen lassen, die alle einst den MedAT erfolgreich absolviert haben.

Mit diesem Buch möchten wir dir zeigen, dass eine gute Vorbereitung und die richtigen Tricks ausschlaggebend sind, um einen der begehrten Studienplätze an den österreichischen Medizinischen Universitäten zu ergattern. Das Buch beinhaltet alle Hard Facts über den MedAT, die aktuellen Zahlen und Statistiken, zahlreiche Übungen und die von uns selbst entwickelten Methoden, mit denen wir uns Spitzenergebnisse im kognitiven Testteil sicherten.

Vorbereitung ist alles! Dabei ist wichtig, dass du dich nicht VIEL, sondern RICHTIG vorbereitest. Dieses Buch soll dir vor allem deine wertvolle Zeit vor dem Test als auch dein Geld sparen, das häufig für unzählige Bücher, Skripte und Vorbereitungskurse ausgegeben wird.

Aus Erfahrung wissen wir, dass nicht diejenigen einen Studienplatz erhalten, die die besten Schulnoten hatten oder die hellsten Köpfchen sind, sondern die, die den Kern der Vorbereitung verstanden und sich damit befasst haben.

Falls du Fragen oder Anregungen zu diesem Buch hast, kannst du gerne eine E-Mail an support@plakos.de schreiben. Antworten auf häufig gestellte Fragen findest du auch unter plakos-akademie.de/kundenservice/.

Wir wünschen dir viel Vergnügen mit unserem Leitfaden und hoffen, dir so den Weg ins Medizinstudium zu ermöglichen.

Herzliche Grüße
Julia und Roman Zimmermann

Bonus: Informative Online-Inhalte und Communities

Hunderte kostenlose Online-Tests
medizin-karriere.net

Online-Trainings und weitere Informationen
www.plakos-akademie.de

MedAT Medizinertest
plakos-akademie.de/medizinertest-oesterreich/